AF174839

CUADERNO
DE EMBRIOLOGÍA HUMANA
3.ª edición

CUADERNO
DE EMBRIOLOGÍA HUMANA
3.ª edición

Ana I. Cisneros Gimeno, Alberto García-Barrios,
Jaime Whyte Orozco y Arturo Vera Gil

PRENSAS DE LA UNIVERSIDAD DE ZARAGOZA

© Ana I. Cisneros Gimeno, Alberto García-Barrios, Jaime Whyte Orozco y Arturo Vera Gil
© De la presente edición, Prensas de la Universidad de Zaragoza
   (Vicerrectorado de Cultura y Patrimonio)
   3.ª edición, 2025

Colección de Textos Docentes, n.º 209

Prensas de la Universidad de Zaragoza. Edificio de Ciencias Geológicas, c/ Pedro Cerbuna, 12, 50009 Zaragoza, España. Tel.: 976 761 330
puz@unizar.es   http://puz.unizar.es

une Esta editorial es miembro de la UNE, lo que garantiza la difusión y comercialización de sus publicaciones a nivel nacional e internacional.

ISBN: 979-13-87705-64-0
Impreso en España
Imprime: Servicio de Publicaciones. Universidad de Zaragoza
D.L.: Z 1047-2025

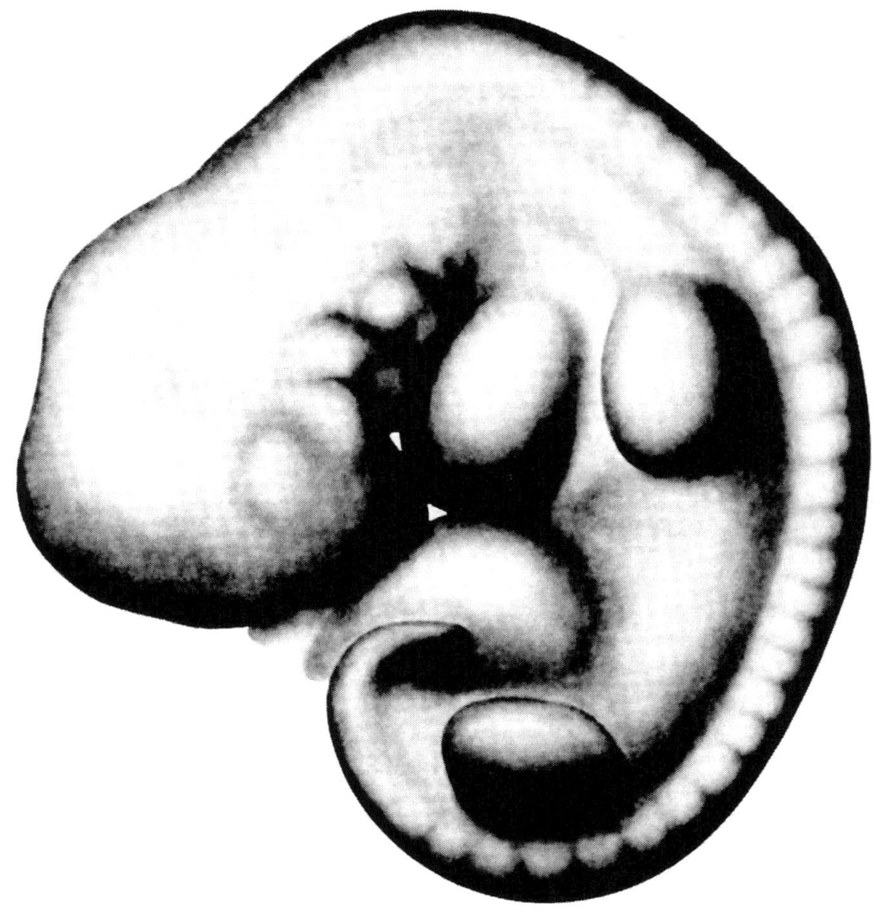

La implantación del Espacio Europeo de Educación Superior (EEES) requirió de cambios profundos en los métodos docentes y en las formas de trabajo del estudiantado.

Hoy en día dentro de la parte formativa más tradicional, que coexiste con las nuevas tecnologías o TIC, se plantean trabajos tutelados al estudiantado para que formen parte de la evaluación global que, sobre su aprendizaje, se hace en las correspondientes materias de grado.

Desde hace unos años venimos proponiendo este sencillo cuaderno de dibujo para que nuestro alumnado coloree y defina nominalmente las estructuras embrionarias y fetales humanas, a la par que van aprendiendo los principios esenciales de la embriología humana, en sus clases teóricas y prácticas, así como en los seminarios de la materia.

Será el profesorado quien indicará, aconsejará y dará instrucciones concretas para la ejecución personal del trabajo de cada estudiante, pudiendo utilizarse como guion los listados de términos que aparecen después de cada capítulo.

La única pretensión del cuaderno es ejecutar la labor docente y tutelar, de la manera más sencilla y asequible, tanto para el profesorado como para el estudiantado, de forma que complemente su labor de prácticas —que tiene su material correspondiente— con este otro, dentro del capítulo de su trabajo personal no presencial.

Por último, el cuaderno quiere rendir homenaje a Blechschmidt, Hamilton, Touchmann- Duplessis, Warwick, England, Larsen, Langman… y a tantos otros que fueron los que facilitaron nuestro aprendizaje de los complejos secretos de la mecánica del desarrollo humano y en quienes nos hemos inspirado, amplia y liberalmente, para la realización de este instrumento de enseñanza.

INTRODUCCIÓN

Posiciones ejes y planos de corte

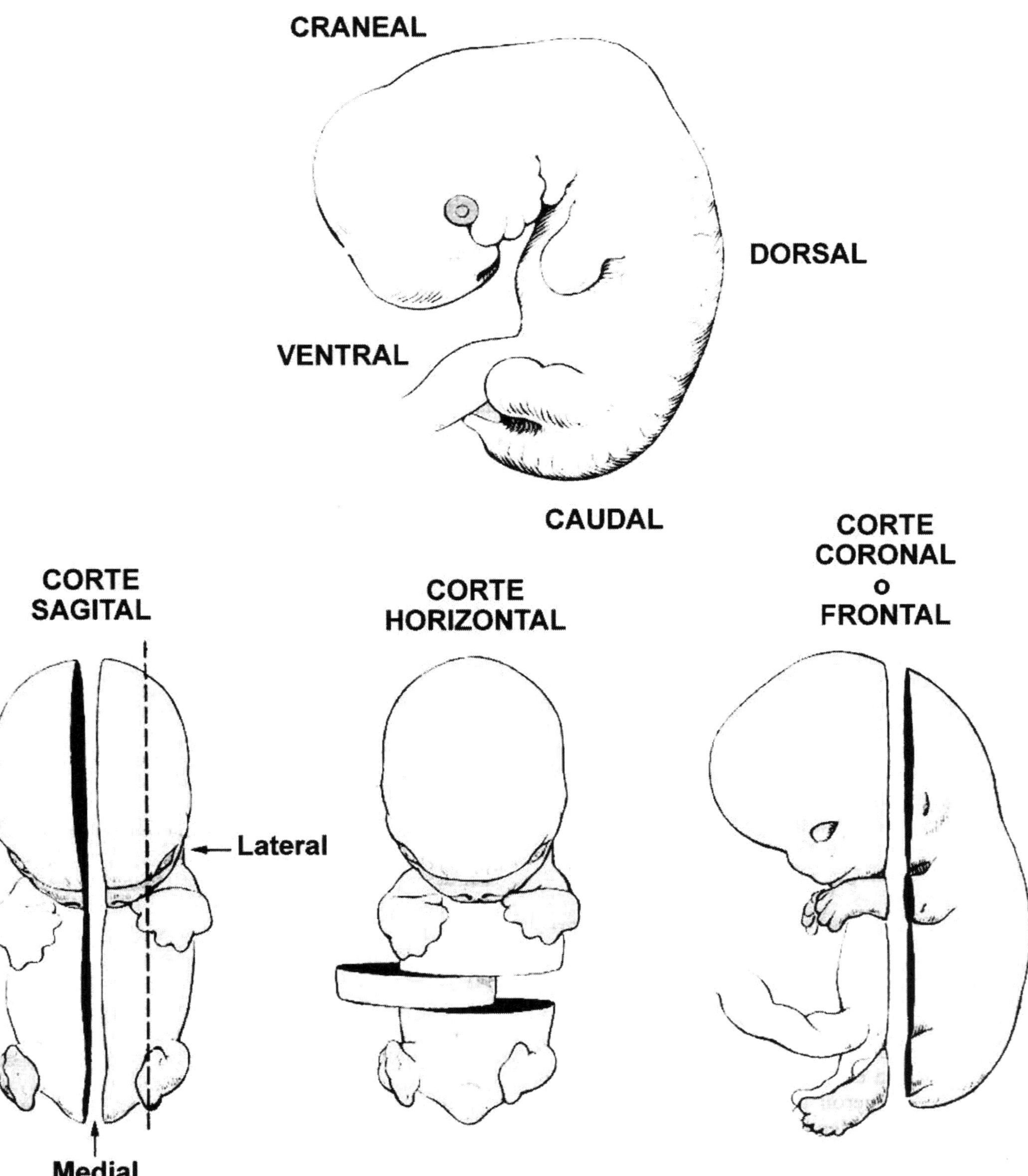

CONCEPTOS BÁSICOS (UNE CON FLECHAS)

Una célula madre tiene capacidad de multiplicarse indefinidamente por mitosis o continuar su diferenciación programada formando células que darán origen a uno o más tejidos.

Une cada tipo de célula madre con su definición

Unipotenciales	Capacidad de formar todos los tipos celulares (embrión y anexos)
Totipotenciales	Forman linajes celulares derivados de las 3 hojas germinativas (ectodermo, mesodermo y endodermo)
Multipotenciales	Pueden generar células de su mismo linaje
Pluripotenciales	Solo podrán formar un tipo celular definido

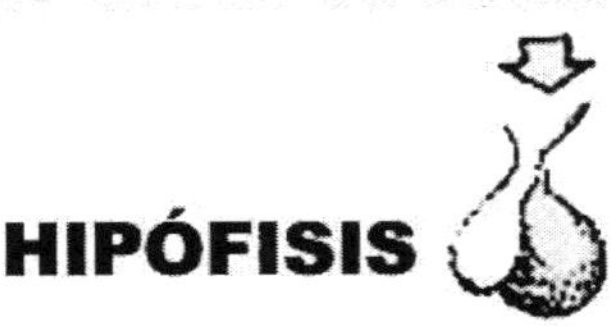

HIPOTÁLAMO
factores de liberación hormonal
HIPÓFISIS
Hormonas Gonadotróficas
FSH
LH
folículo primario
folículo en crecimiento
folículo maduro
antro
ovulación
cuerpo lúteo en desarrollo
cuerpo lúteo en degeneración
teca folicular
ESTRÓGENOS
ÓVULO
PROGESTERONA Y ESTRÓGENOS
Fase menstrual
Fase proliferativa
Fase secretora
Fase isquémica
Fase menstrual
DÍA
5
14
27
28
1
5
REGLA

EMBRIOLOGÍA GENERAL

ESPERMATOGÉNESIS

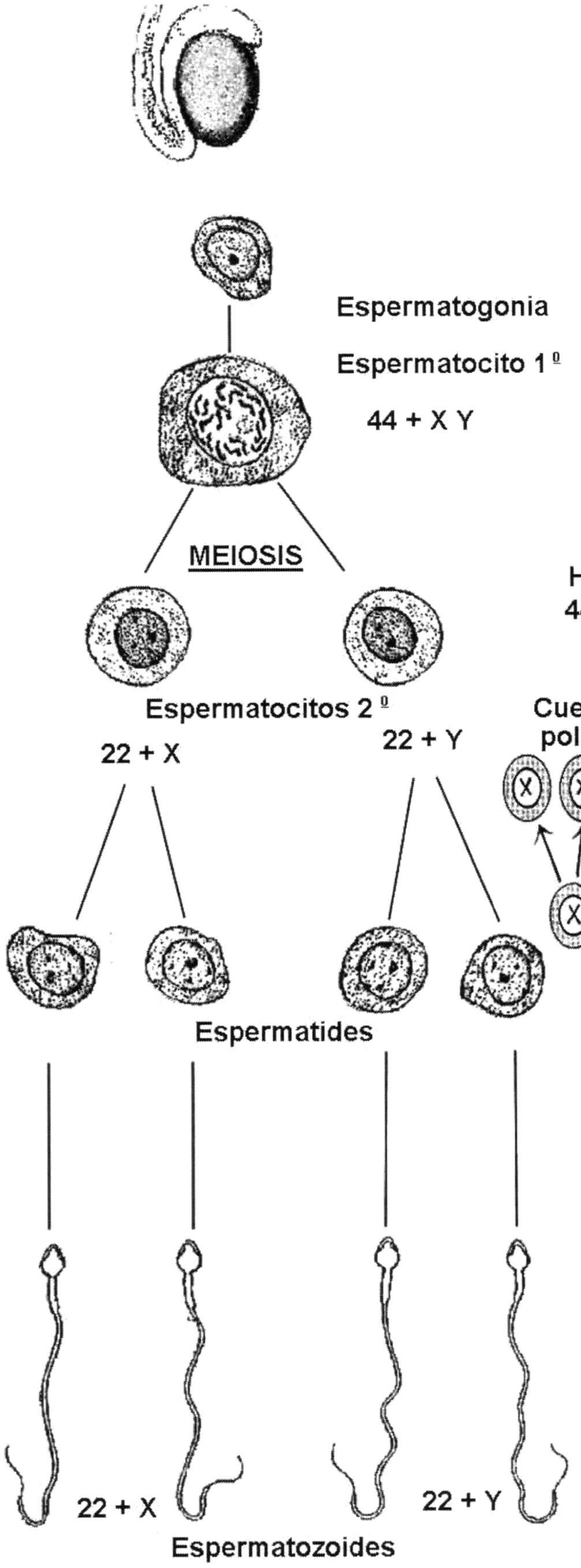
Espermatogonia
Espermatocito 1º
44 + X Y
MEIOSIS
Espermatocitos 2º
22 + X
22 + Y
Espermatides
22 + X
22 + Y
Espermatozoides

FECUNDACIÓN

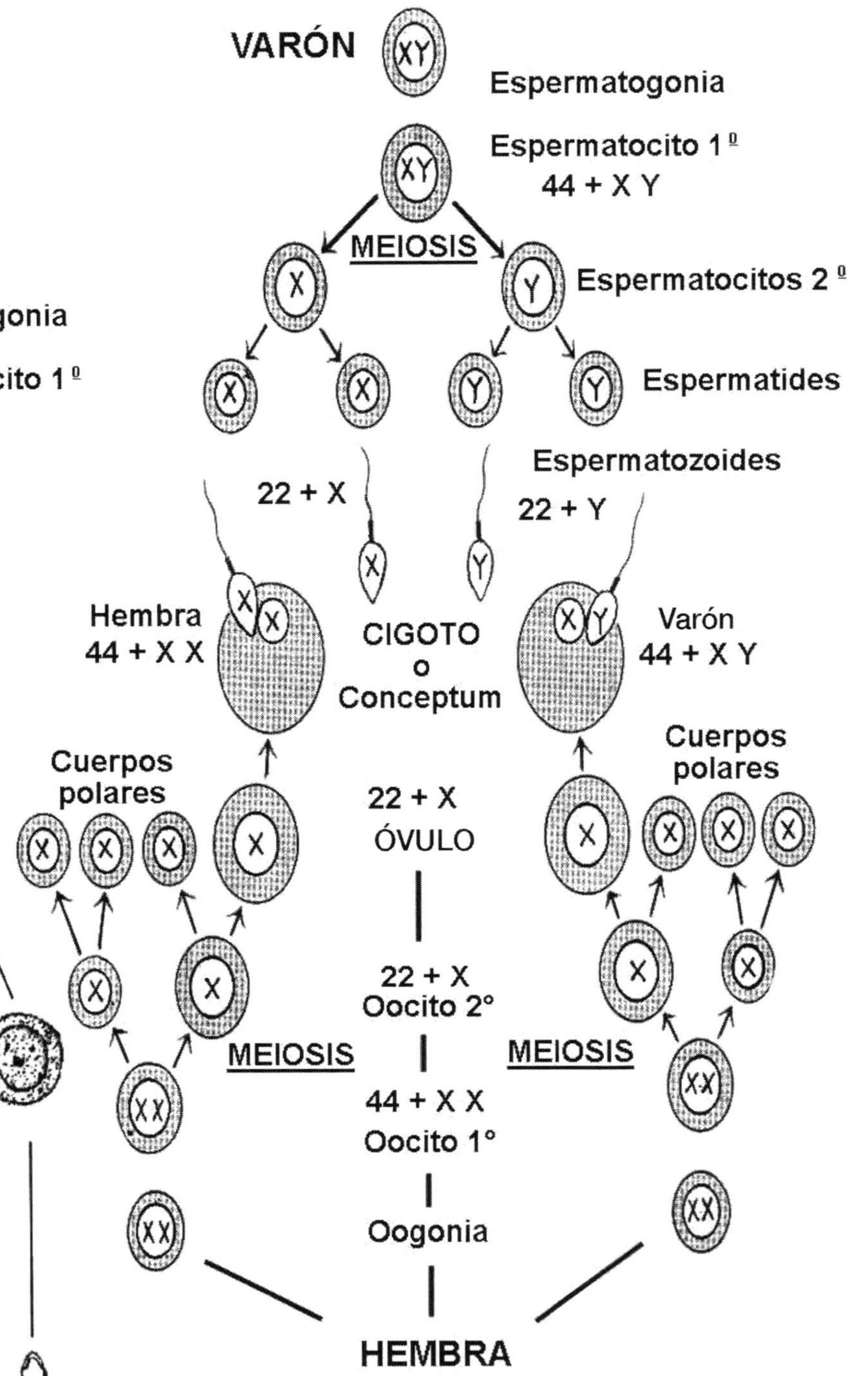
VARÓN
XY
Espermatogonia
XY
Espermatocito 1º
44 + X Y
MEIOSIS
X
Y
Espermatocitos 2º
X
X
Y
Y
Espermatides
Espermatozoides
22 + X
22 + Y
X
Y
Hembra
44 + X X
X
X
CIGOTO
o
Conceptum
X
Y
Varón
44 + X Y
Cuerpos
polares
X
X
X
X
22 + X
ÓVULO
X
X
X
X
Cuerpos
polares
X
X
22 + X
Oocito 2°
X
X
MEIOSIS
MEIOSIS
XX
44 + X X
Oocito 1°
XX
XX
Oogonia
XX
HEMBRA

1. SEMANA
PRIMERA

Segmentación y génesis del blastocisto

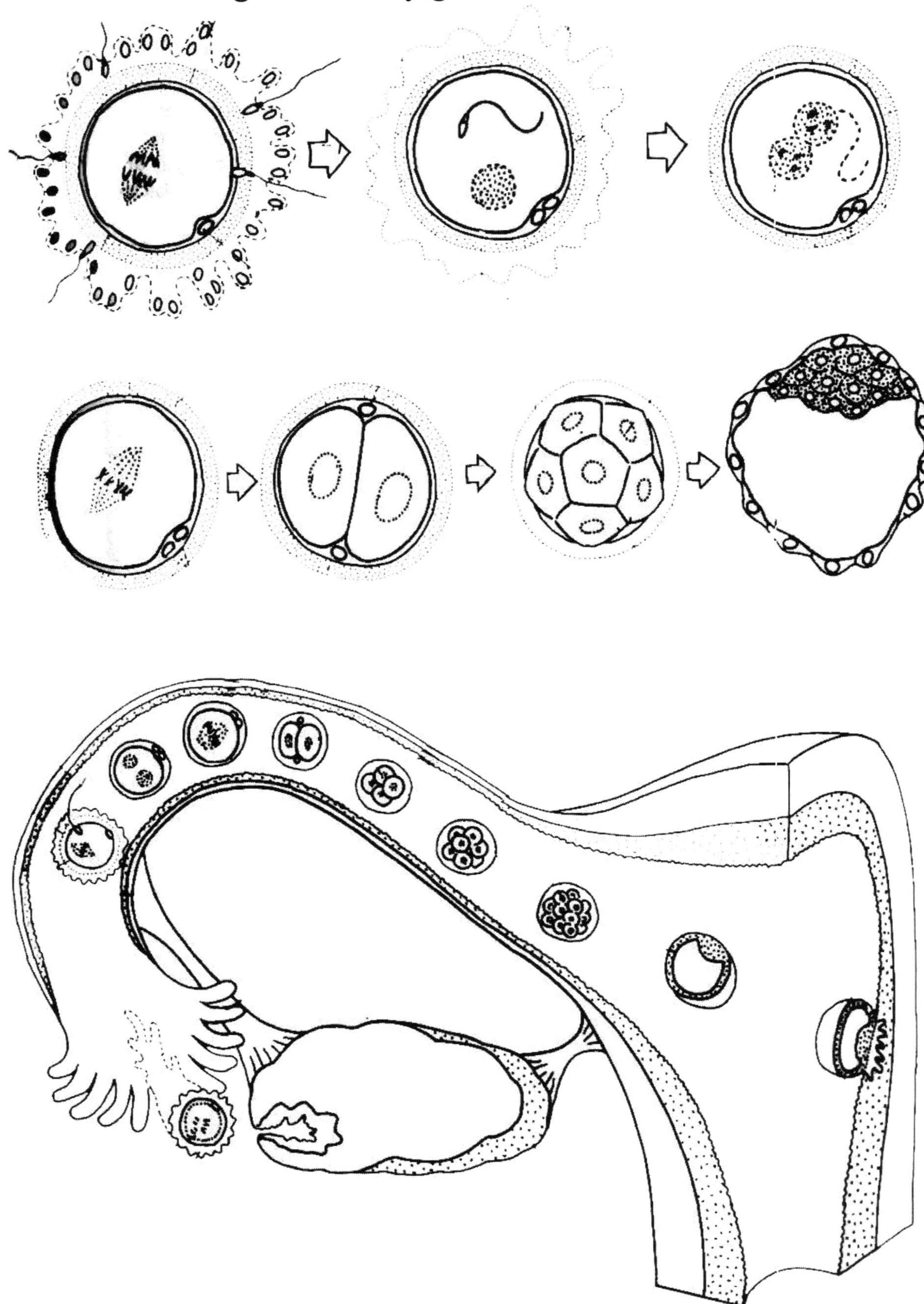

Indica la temporalidad de cada estadio celular hasta la implantación

Implantación

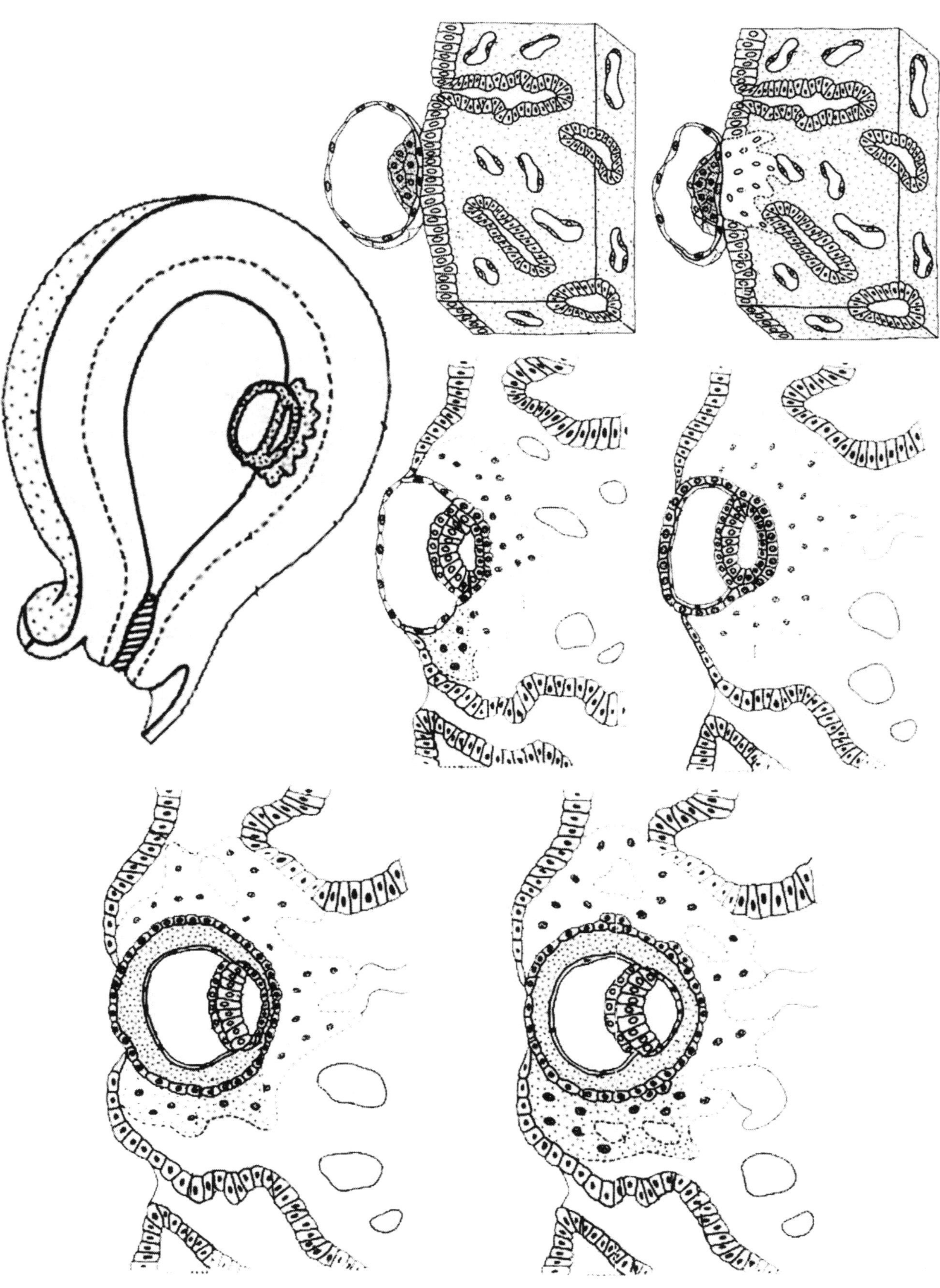

PRINCIPALES ELEMENTOS A RECONOCER Y COLOREAR EN LAS LÁMINAS:

Semana primera

Cigoto	Sincitiotrofoblasto
Corona radiada	Saco vitelino primitivo
Membrana pelúcida	Saco vitelino secundario
Membrana ovocito	Saco amniótico
Blastocisto	Hipoblasto
Blastocele	Epiblasto
Blastómeras	Lagunas sincitiales
Trofoblasto	Mesodermo extraembrionario
Embrioblasto	Decidua materna
Citotrofoblasto	

2. SEMANA
SEGUNDA

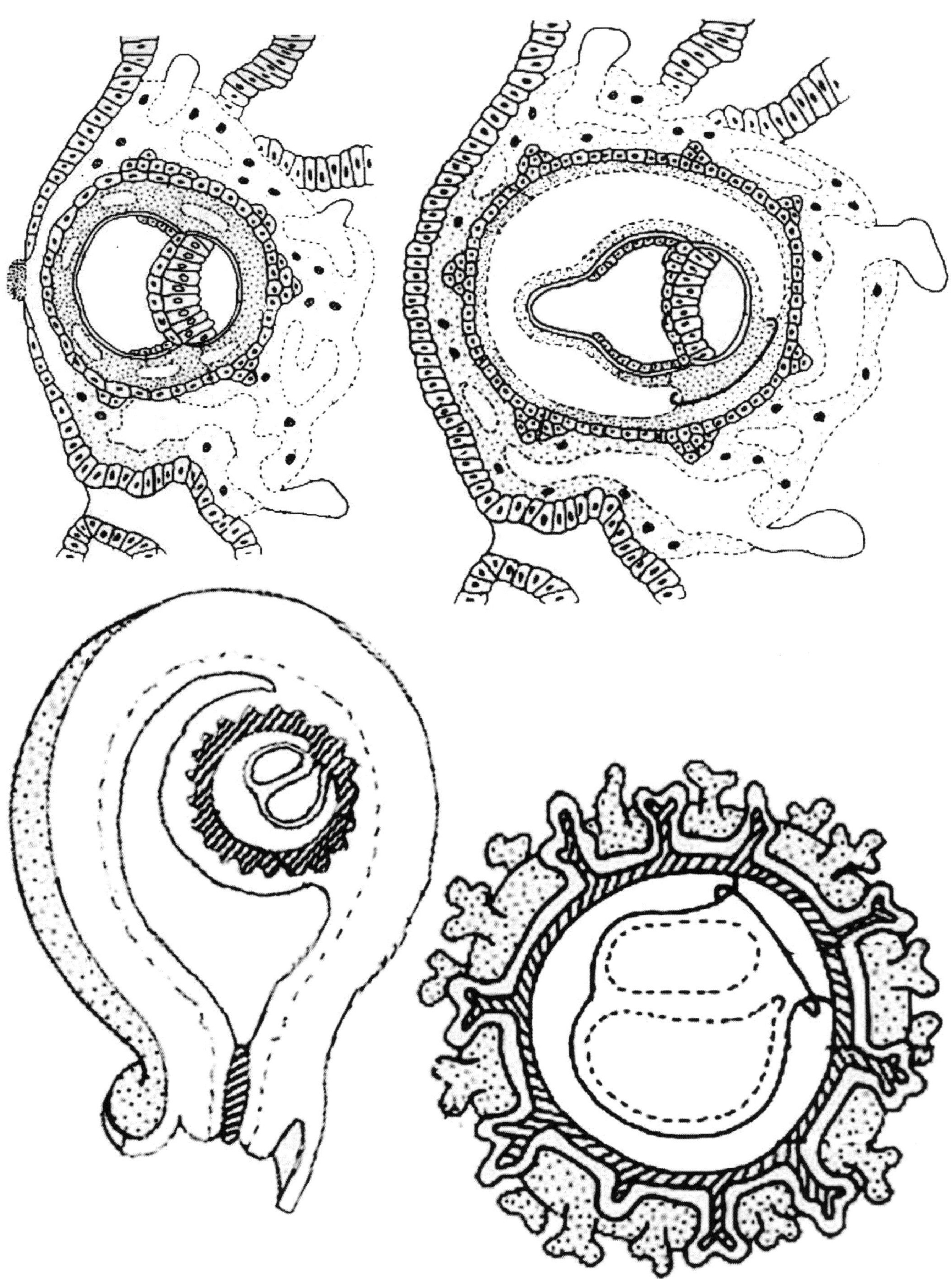

PRINCIPALES ELEMENTOS A RECONOCER Y COLOREAR EN LAS LÁMINAS:

Semana segunda

Lagunas sincitiales

Celoma extraembrionario

Membrana exocelómica o de Heusser

Saco amniótico

Saco vitelino primario

Saco vitelino secundario en formación

Quiste exocelómico

Citotrofoblasto

Sincitiotrofoblasto

Vellosidad citotrofoblástica

Pedículo de fijación

Mesodermo extraembrionario esplacnopléurico o esplacnopleura

Mesodermo extraembrionario somatopleurico o somatopleura

Decidua materna:

- Decidua basal

- Decidua capsular

- Decidua parietal

3. SEMANA
TERCERA

Desarrollo del cuerpo embrionario

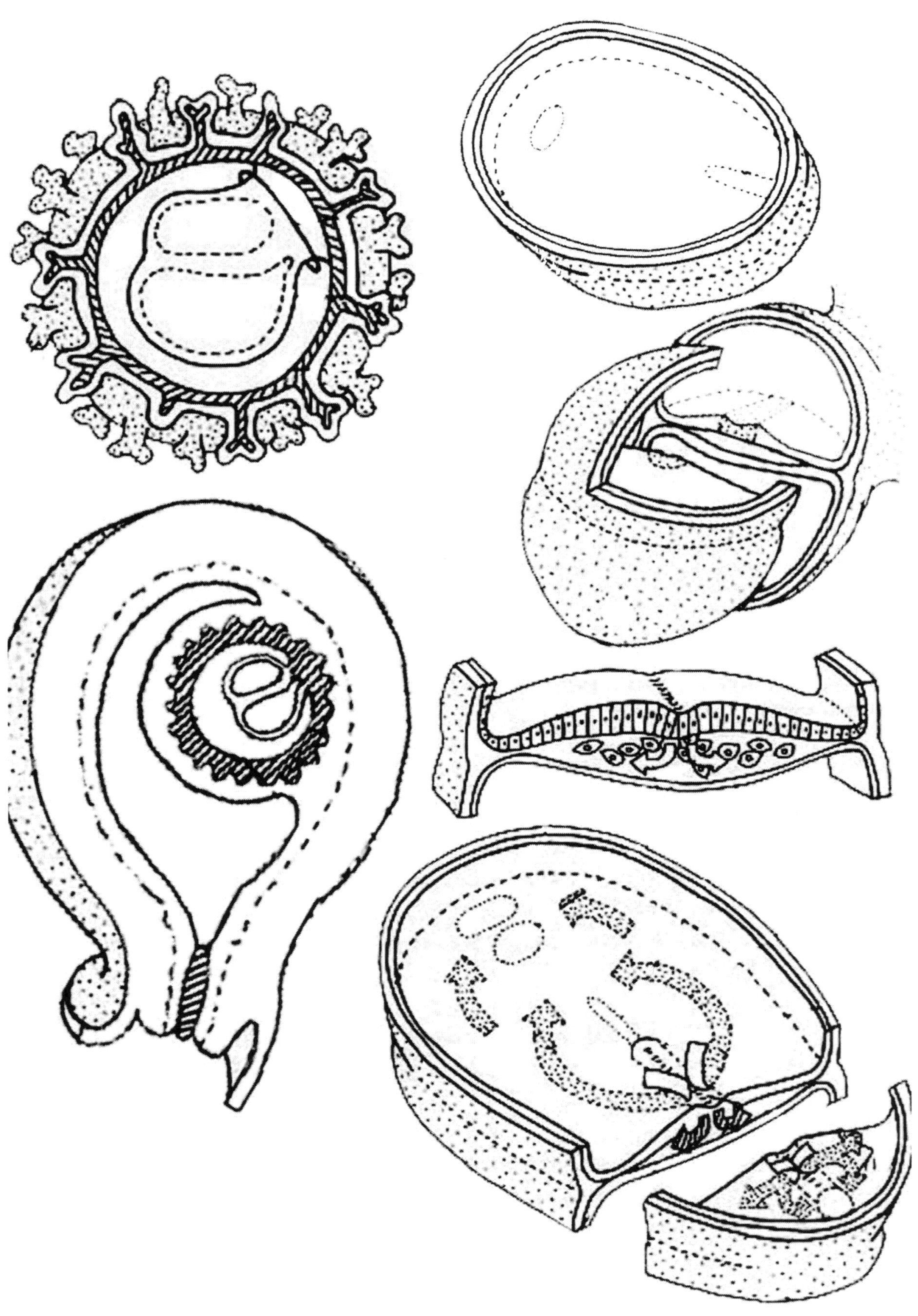

Notocorda y evolución del mesodermo intraembrionario

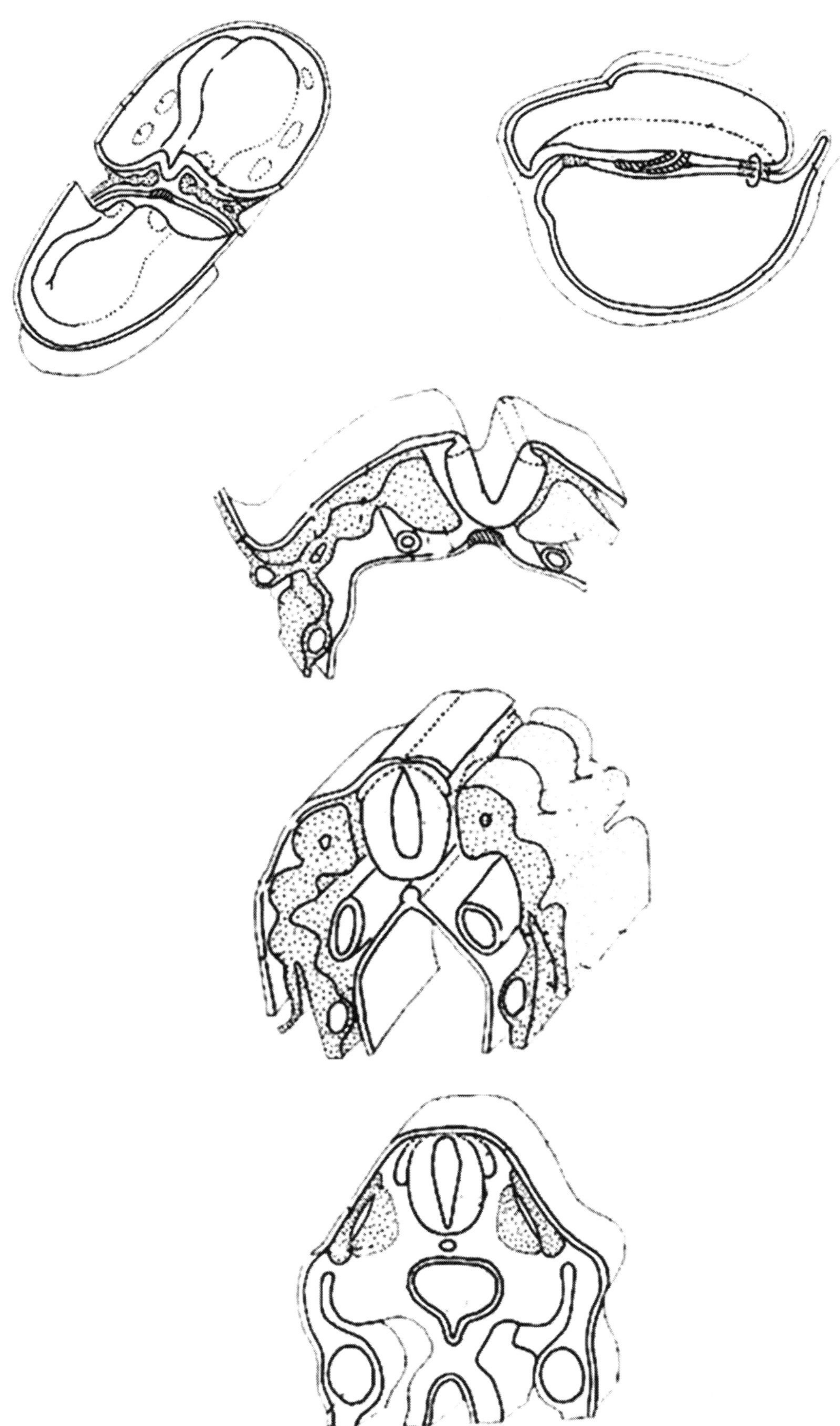

PRINCIPALES ELEMENTOS A RECONOCER Y COLOREAR EN LAS LÁMINAS:

Semana tercera

Saco amniótico

Saco vitelino

Sincitiotrofoblasto

Celoma extraembrionario

Pedículo de fijación

Membrana cloacal

Membrana bucofaríngea

Epiblasto

Hipoblasto

Placa precordal

Línea primitiva

Nódulo de Hensen o

fosa primitiva

Proceso notocordal

Notocorda

Mesodermo intraembrionario (M.I.)
en formación

Surco neural

Cresta neural

Tubo neural

Aortas dorsales

Tubos cardíacos

Mesodermo intraembrionario
(M.I.):

- M.I. paraxial o somítico
- M.I. intermedio
- M.I. lateral

Alantoides

4. PLACENTA
Y
MEMBRANAS FETALES

Placentación

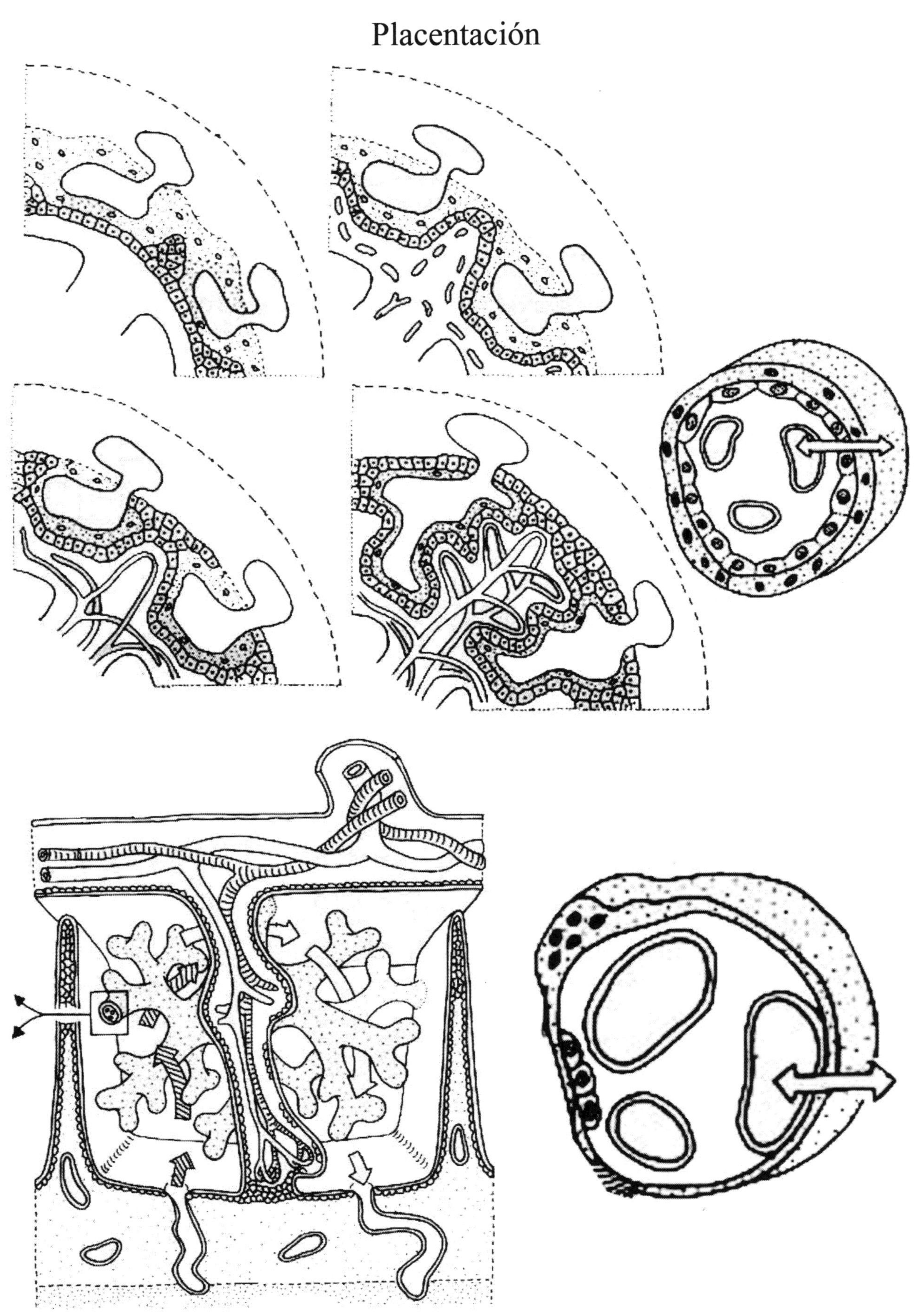

Identifica los diferentes tipos de vellosidades

Evolución de las membranas fetales

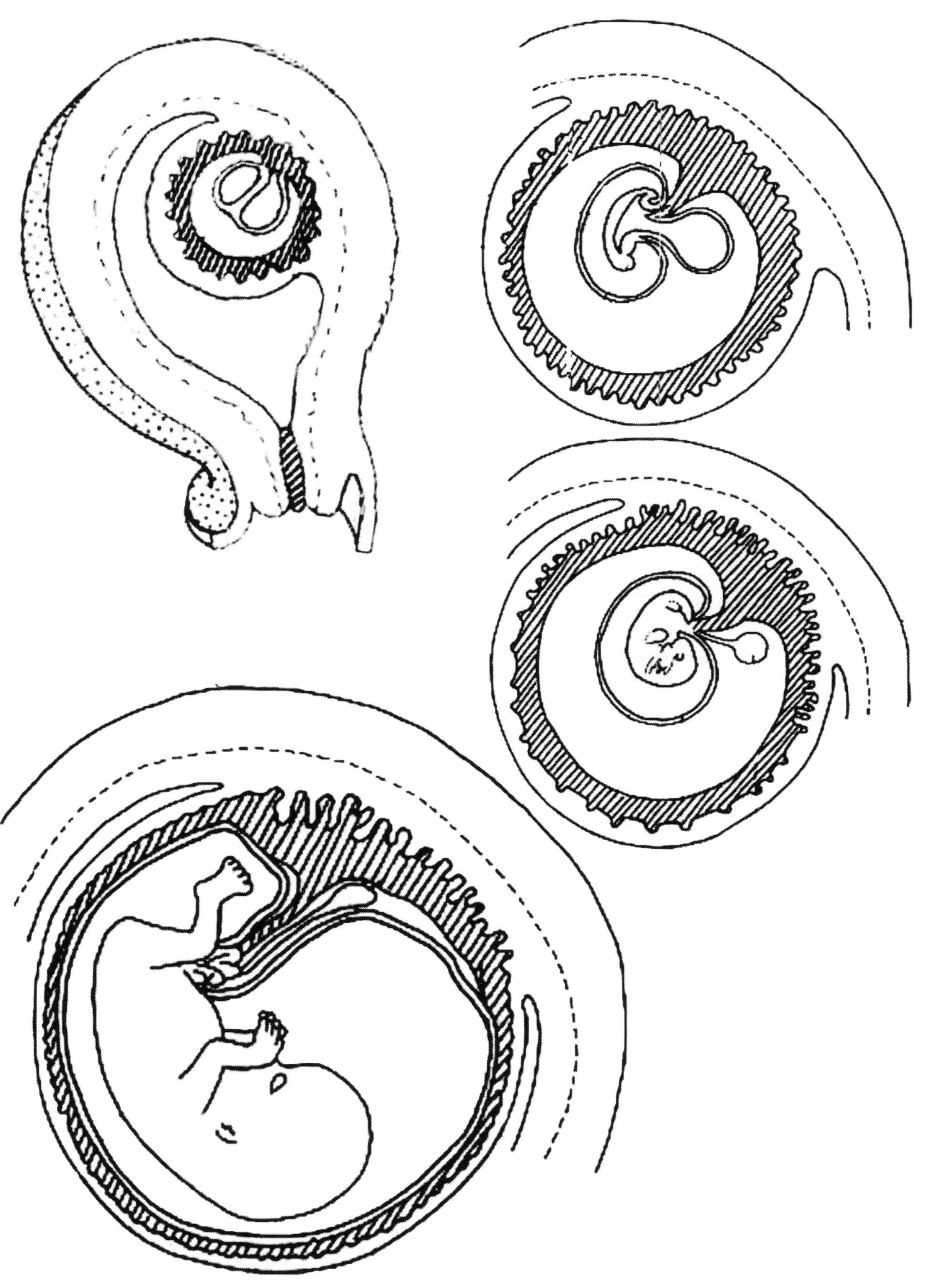

Identifica los tipos de decidua y corion

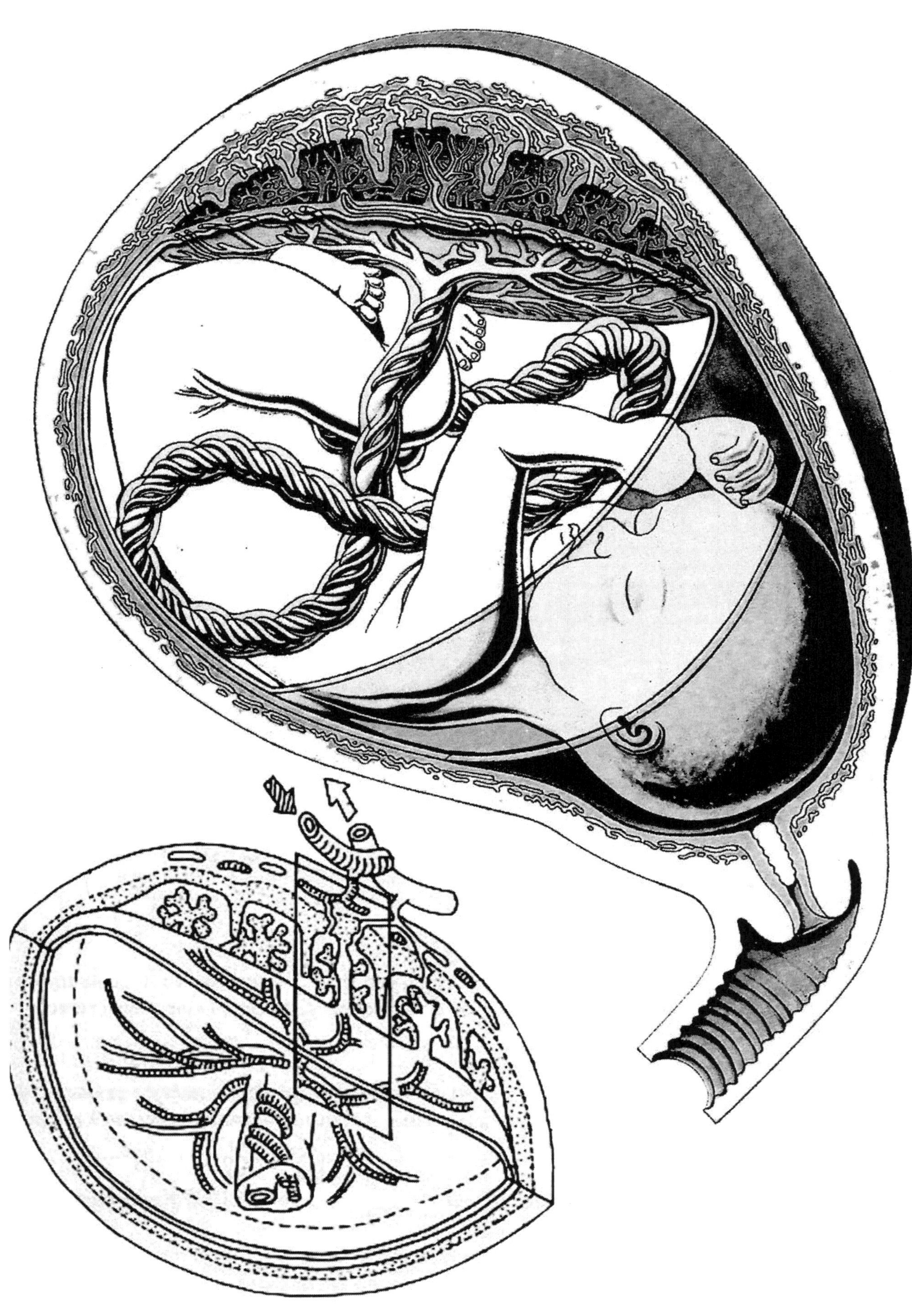

Plegamientos

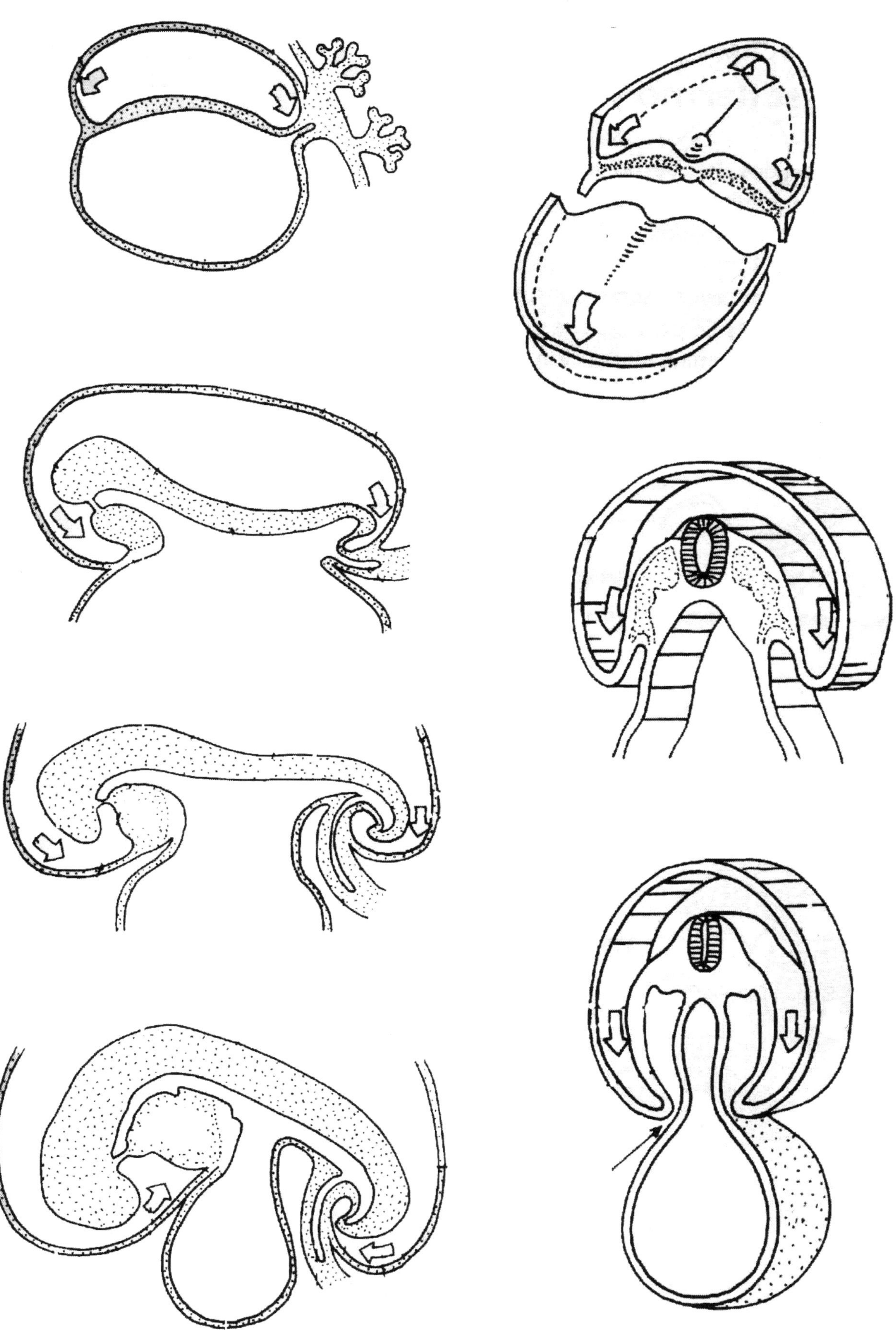

PRINCIPALES ELEMENTOS A RECONOCER Y COLOREAR EN LAS LÁMINAS:

Placenta y membranas fetales

Vellosidad primaria

Vellosidad secundaria

Vellosidad terciaria

Vellosidad libre o flotante

Vellosidad de anclaje

Mesodermo extraembrionario

Citotrofoblasto

Sincitiotrofoblasto

Arteria umbilical

Vena umbilical

Corion liso

Corion frondoso

Saco vitelino

Saco amniótico

Alantoides

Membrana bucofaríngea

Tubo neural

Estomodeo

Intestino primitivo anterior

Intestino primitivo medio

Intestino primitivo posterior

Mesodermo intraembrionario:

      Mesodermo paraxial

      Mesodermo intermedio

      Mesodermo lateral

Celoma intraembrionario

Giros de MB y MC (eje céfalo-caudal)

EMBRIOLOGÍA ESPECIAL

1. VASCULOGÉNESIS
Y
CARDIOGÉNESIS

Cardiogénesis y vasculogénesis

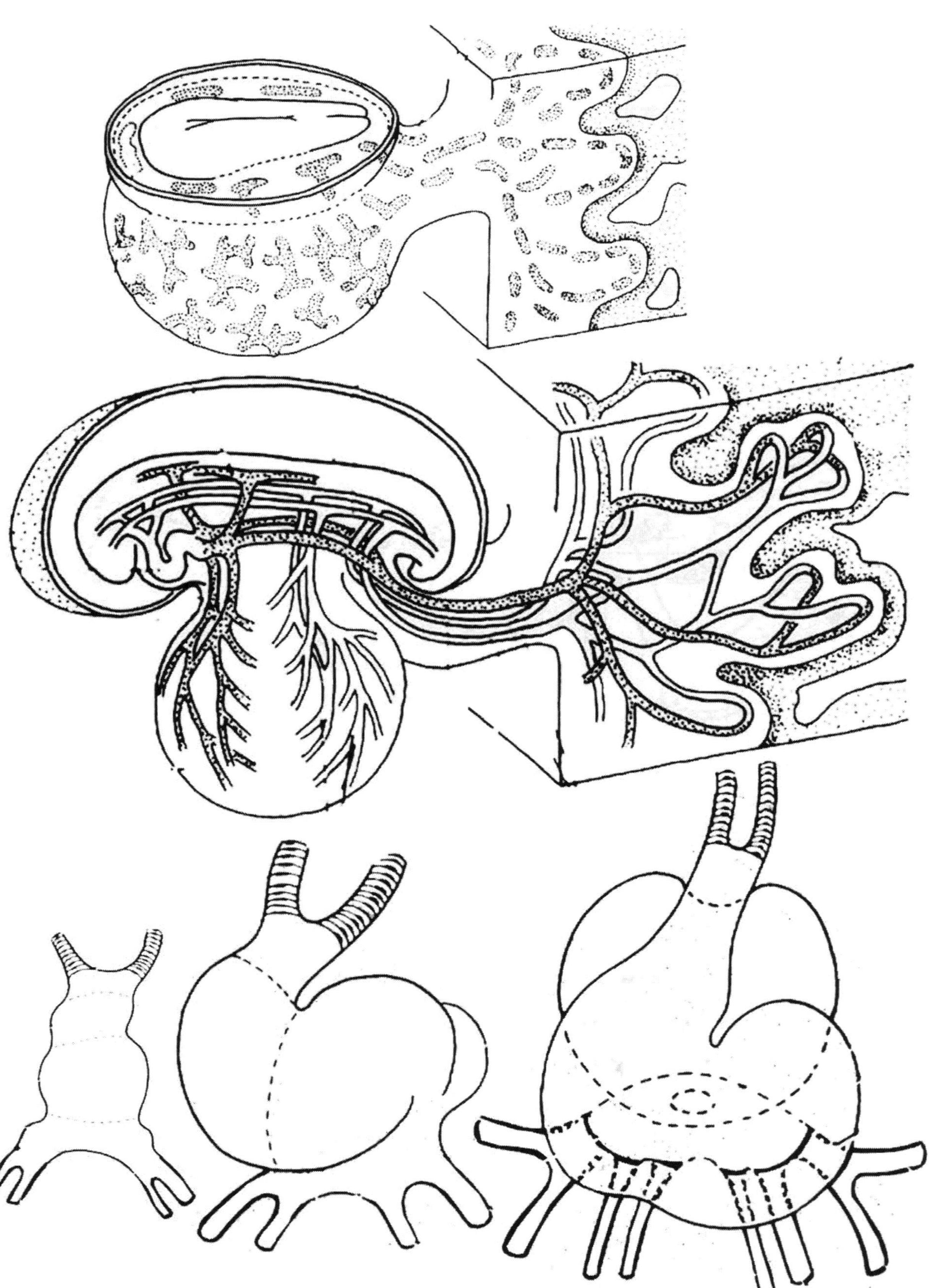

Tabicación cardíaca

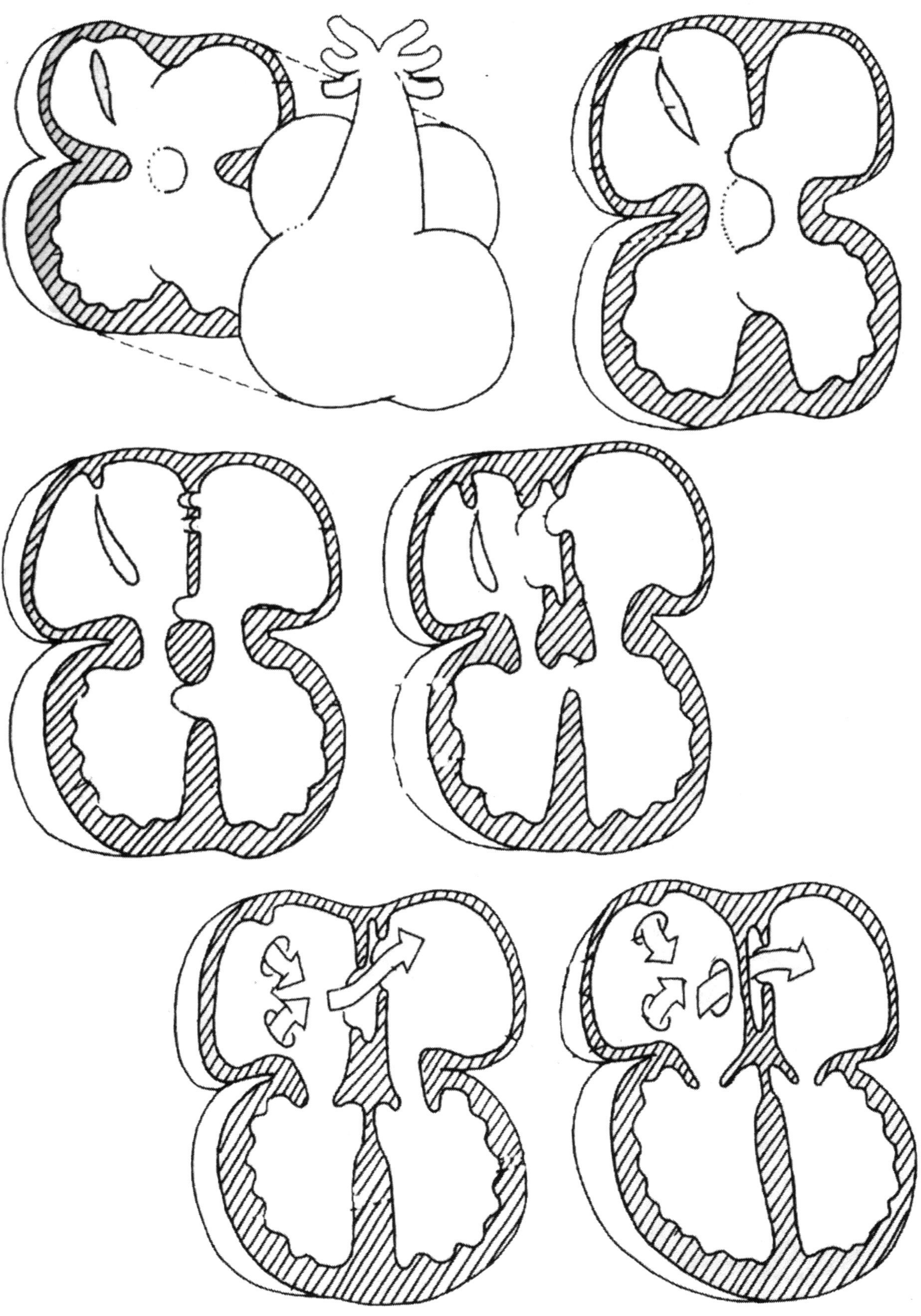

Tabicación bulbo arterial

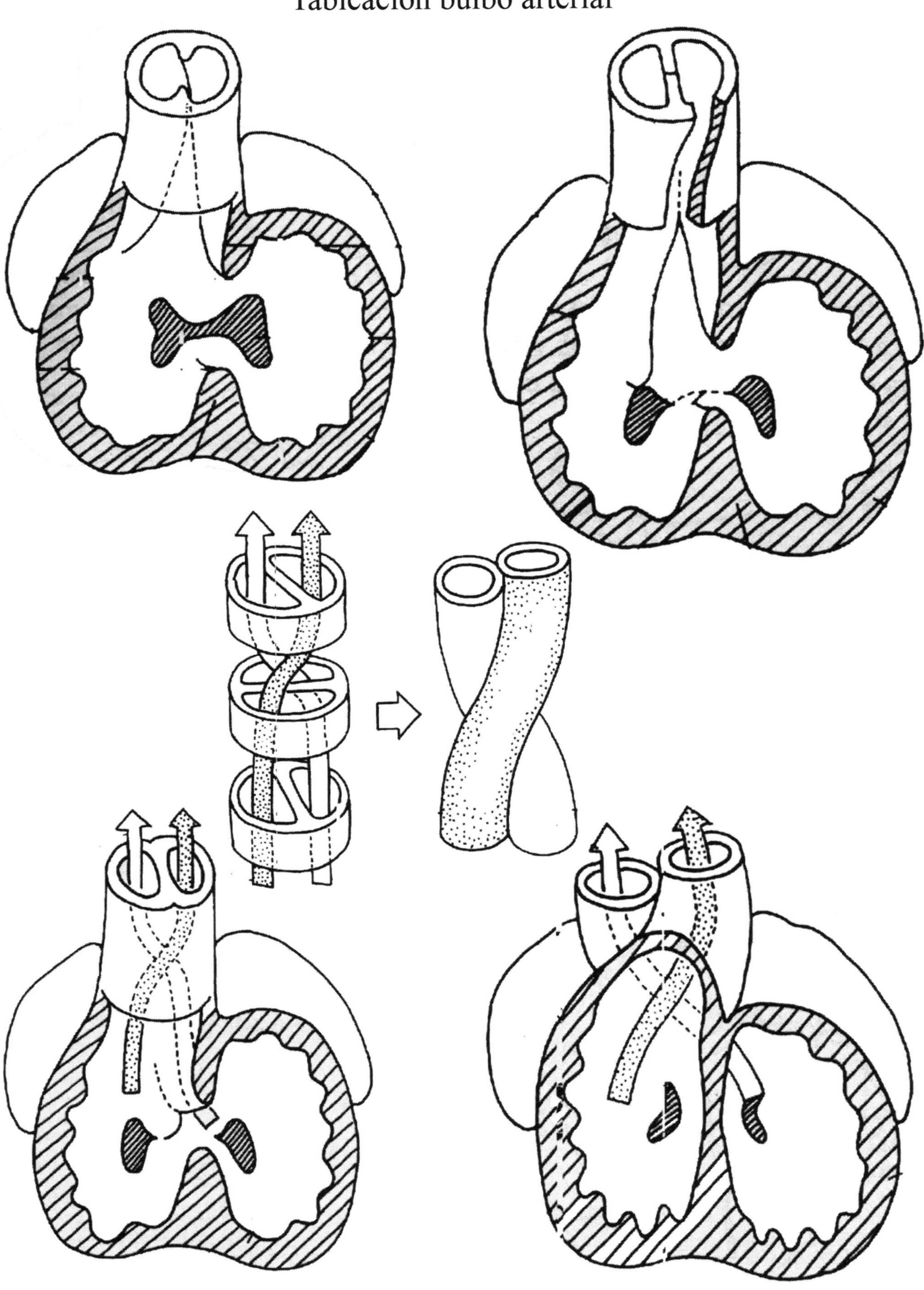

Desarrollo arcos aórticos

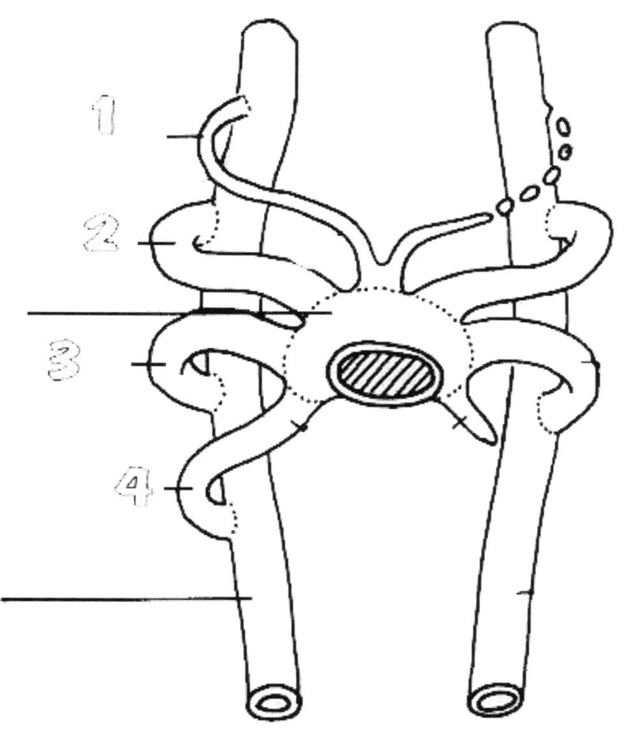

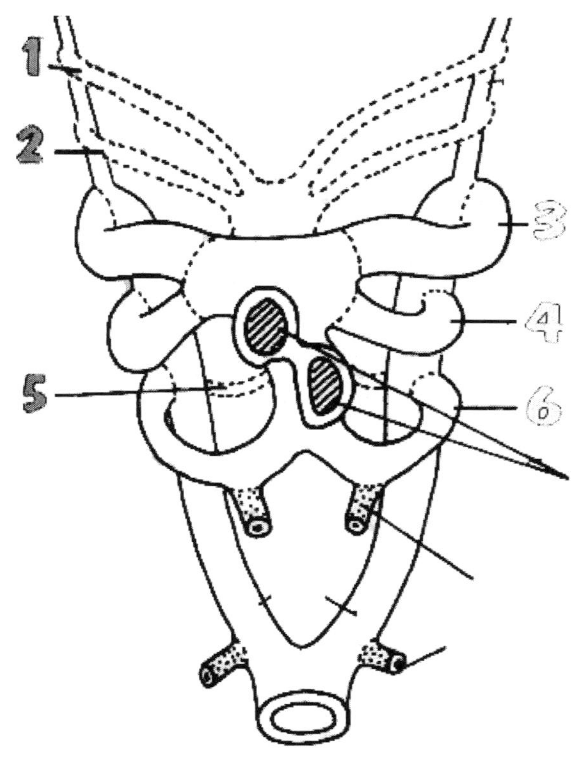

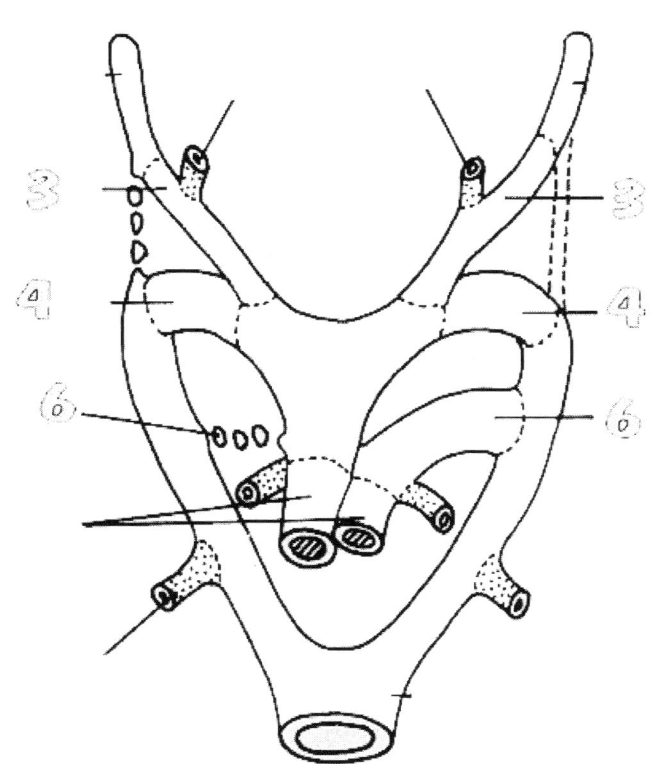

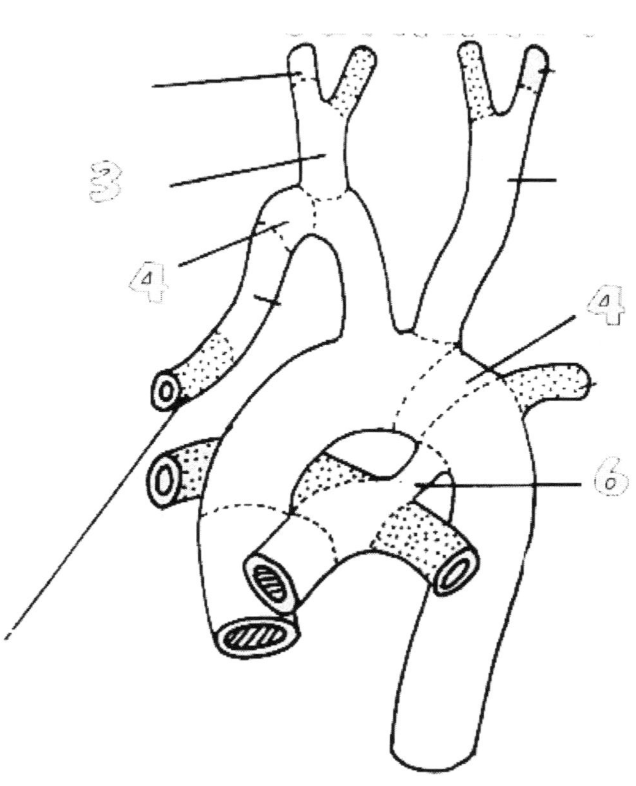

Desarrollo sistema arterial

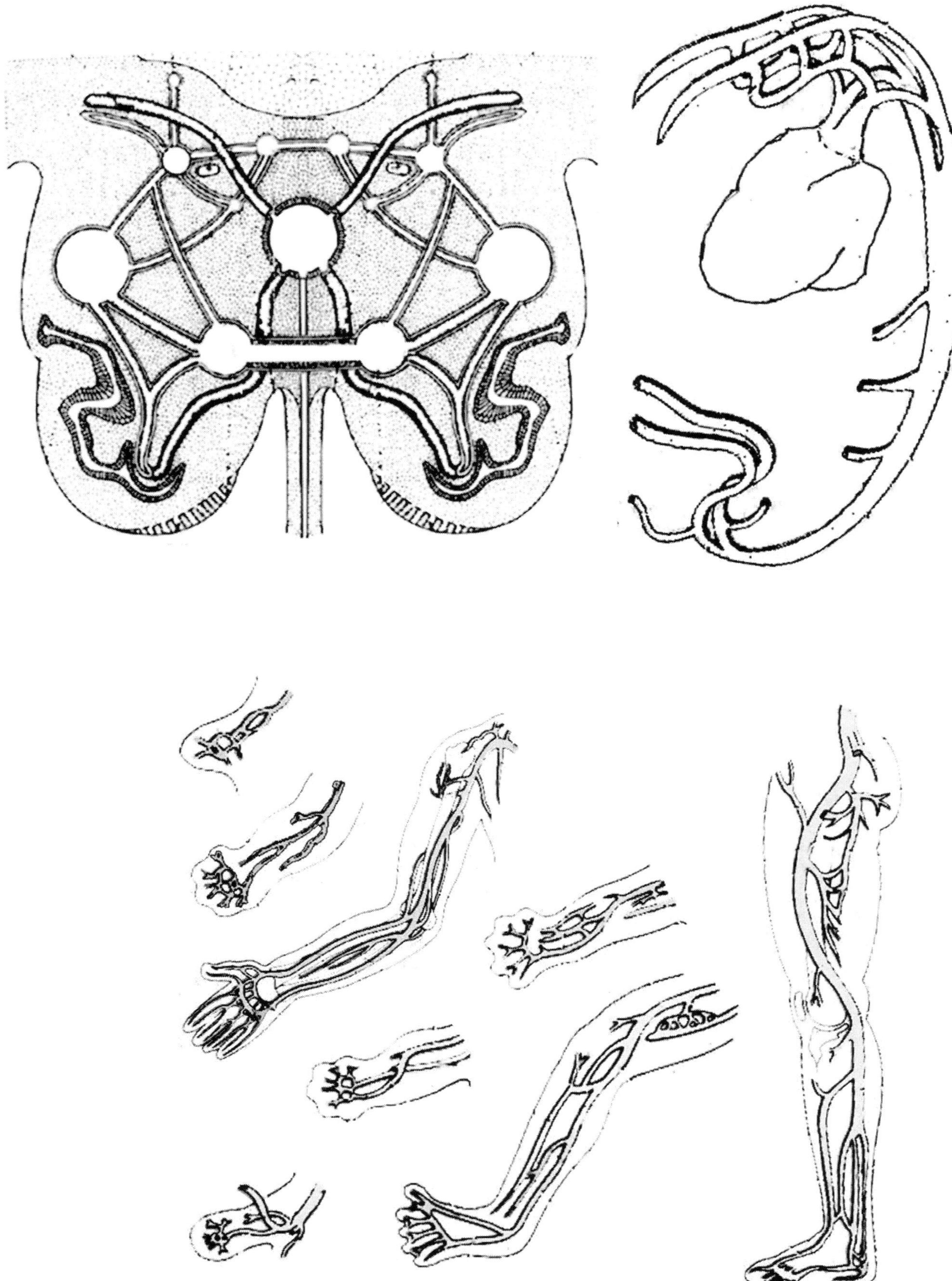

Desarrollo sistema venoso (umbilicales y vitelinas)

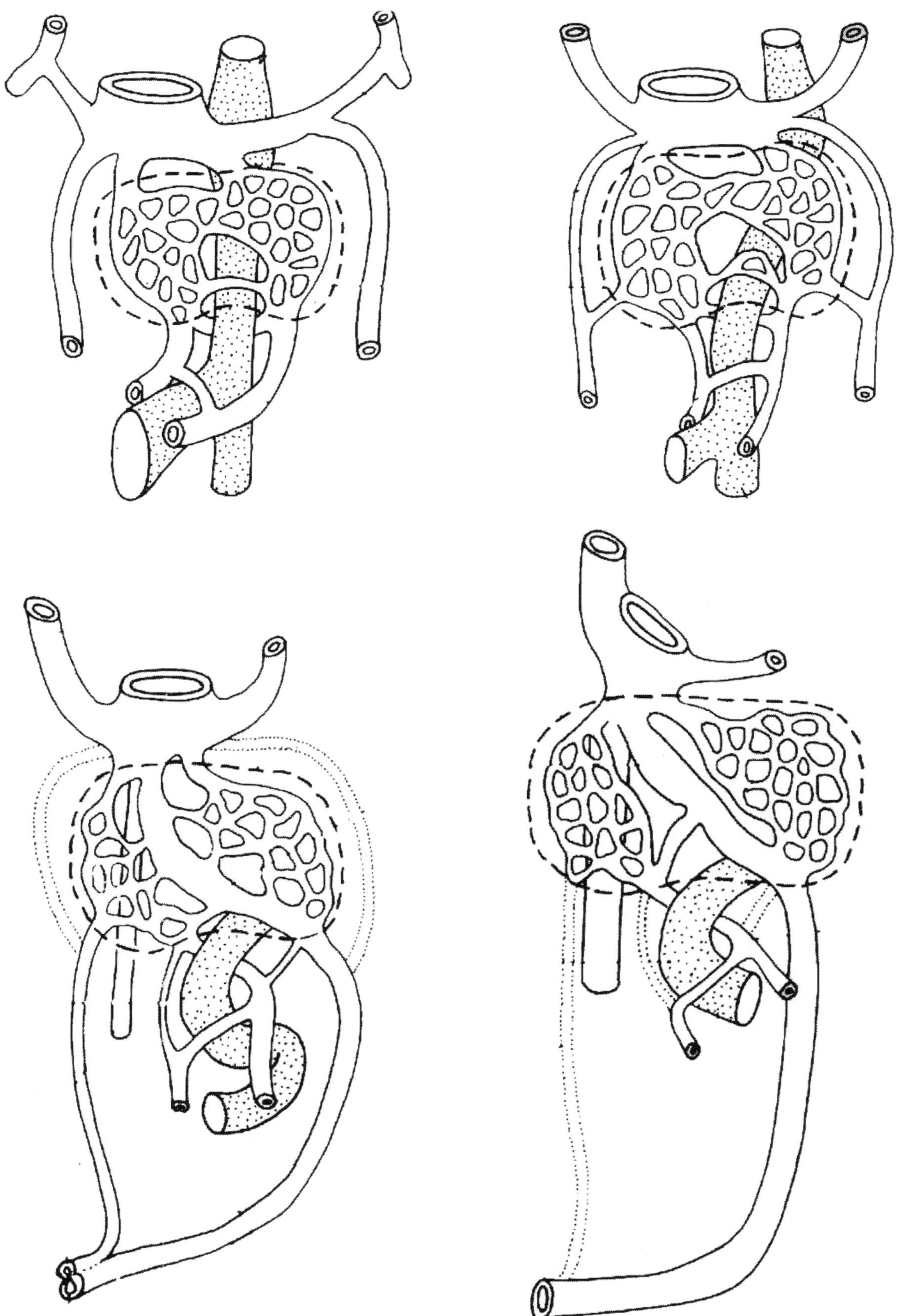

Desarrollo sistema venoso (cardinales)

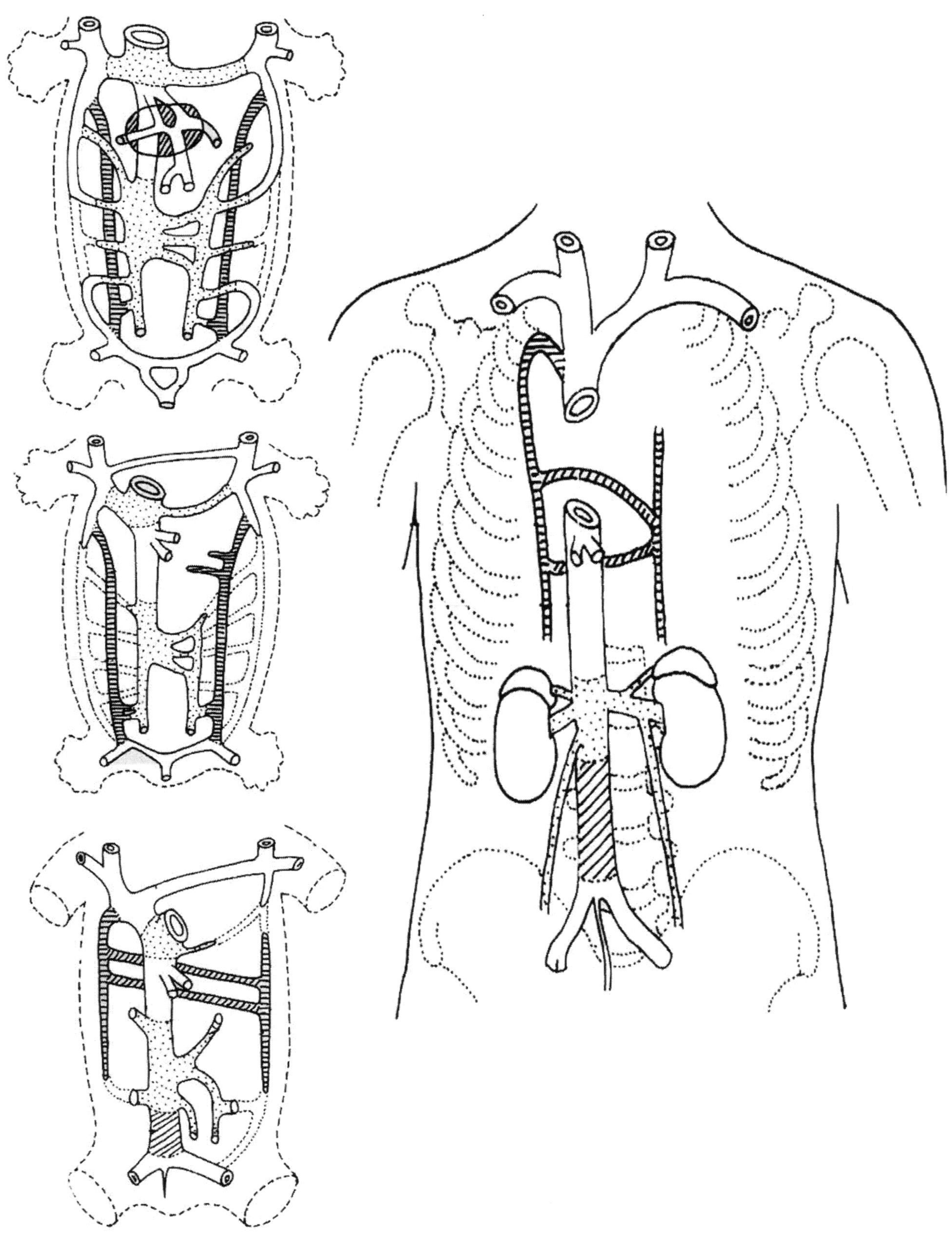

Desarrollo sistema linfático

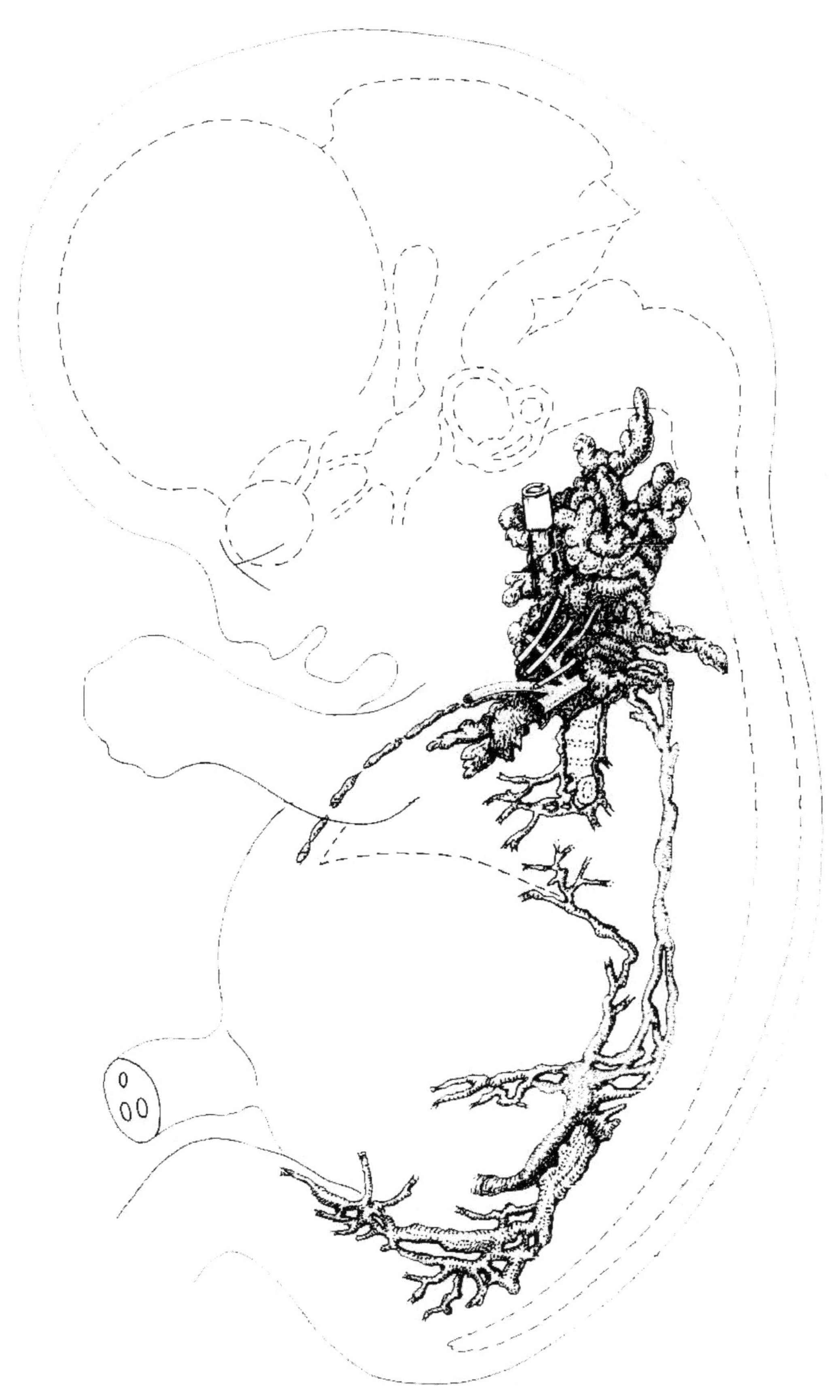

Circulación fetal

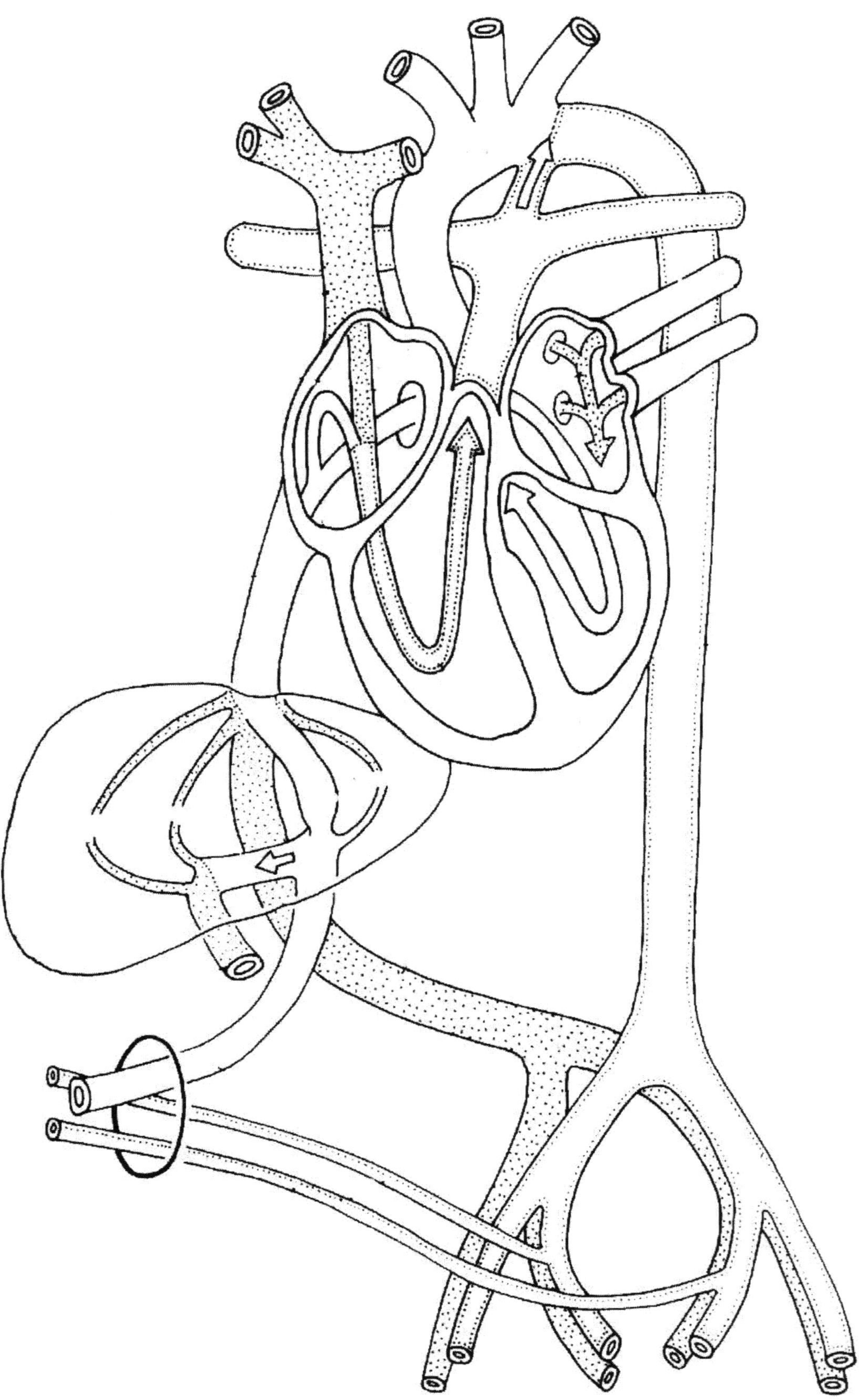

Señala los vasos que se obliterarán en el adulto

PRINCIPALES ELEMENTOS A RECONOCER Y COLOREAR EN LAS LÁMINAS:

Cardiogénesis y vasculogénesis

Primordio cardíaco y circulatorio

Mesodermo extraembrionario

Lagunas vasculares

Pedículo de fijación

Arterias dorsales

Arterias y venas umbilicales

Arterias y venas vitelinas

Venas cardinales

Tronco arterioso

Bulbo arterial

Ventrículo primitivo

Aurícula primitiva

Seno venoso

Septum primum

Foramen u *ostium primum*

Septum secundum

Foramen u *ostium secundum*

Foramen oval

Tabique interventricular

Cojinete o almohadilla endocárdica

Aurícula derecha e izquierda

Ventrículo derecho e izquierdo

Tabique aurículo-ventricular

Tabique aorto-pulmonar

Arteria aorta

Arteria pulmonar

PRINCIPALES ELEMENTOS A RECONOCER
Y COLOREAR EN LAS LÁMINAS:

Cardiogénesis y vasculogénesis

Arcos aórticos (1-6)

7.ª intersegmentaria dorsal

Aorta dorsal

Arteria carótida común

Arteria carótida interna

Arteria carótida externa

Cayado aórtico

Arterias pulmonares

Conducto arterioso o de Botal

Arteria subclavia

Aortas dorsales

- Ramas viscerales

- Ramas parietales

Corazón

Aorta abdominal

Tronco celíaco

Arteria mesentérica superior

Arteria mesentérica inferior

Arteria axilar y sus ramas

Arteria femoral y sus ramas

PRINCIPALES ELEMENTOS A RECONOCER
Y COLOREAR EN LAS LÁMINAS:

Cardiogénesis y vasculogénesis

Venas cardinales superiores

Venas cardinales inferiores

Vena cardinal común

o conducto de Couvier

Seno venoso

Sinusoides hepáticos

Venas vitelinas

Venas umbilicales

Duodeno

Conducto venoso

Vena porta

Venas supracardinales

Venas subcardinales

Venas yugulares

Venas subclavias

Vena cava superior

Vena ácigos

Venia hemiácigos

Saco linfático yugular

Conducto linfático derecho

Cisterna del quilo

Saco linfático subclavio

Saco linfático retroperitoneal

Saco linfático ilíaco

2. DESARROLLO APARATO DIGESTIVO

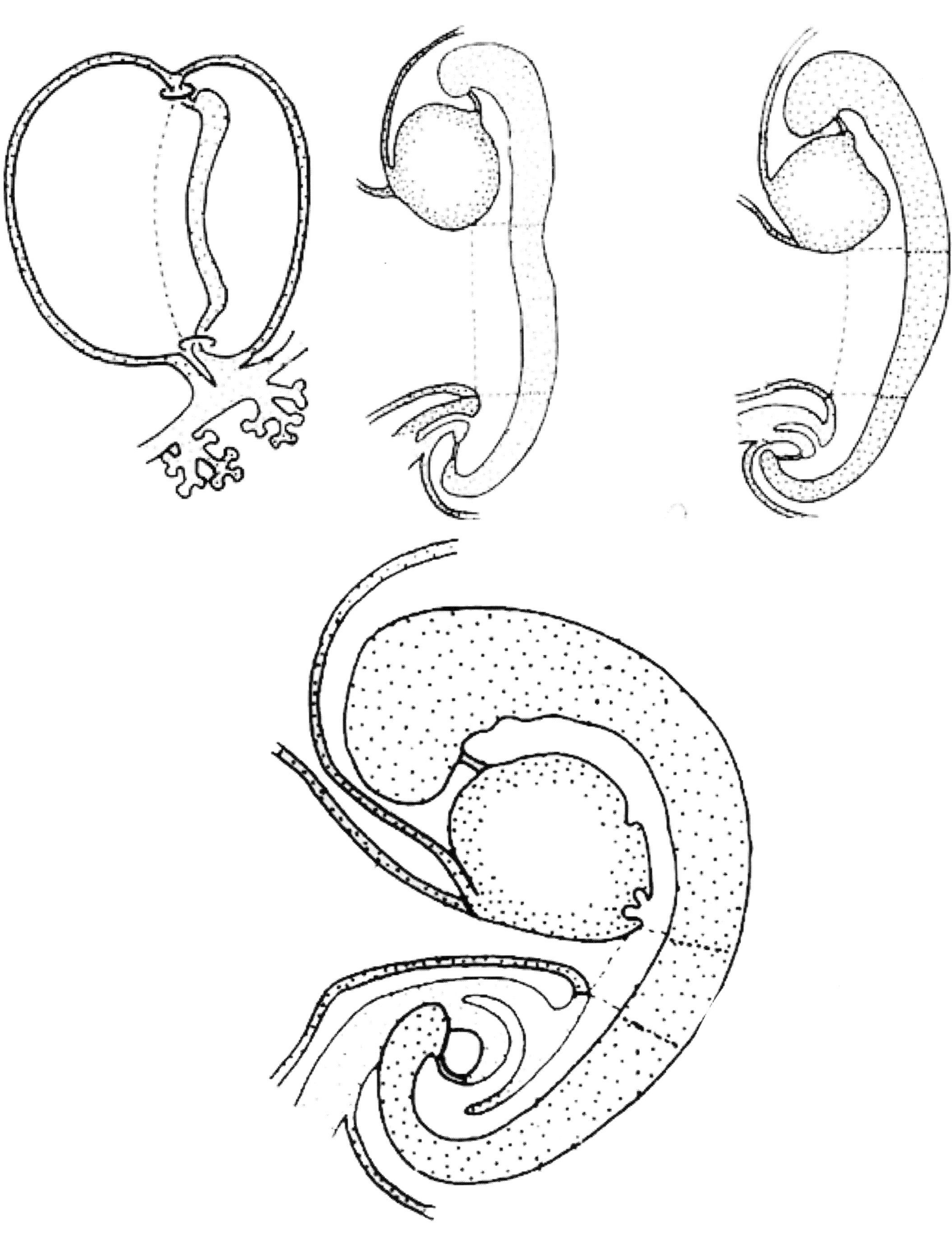

a) Intestino anterior

Desarrollo cara

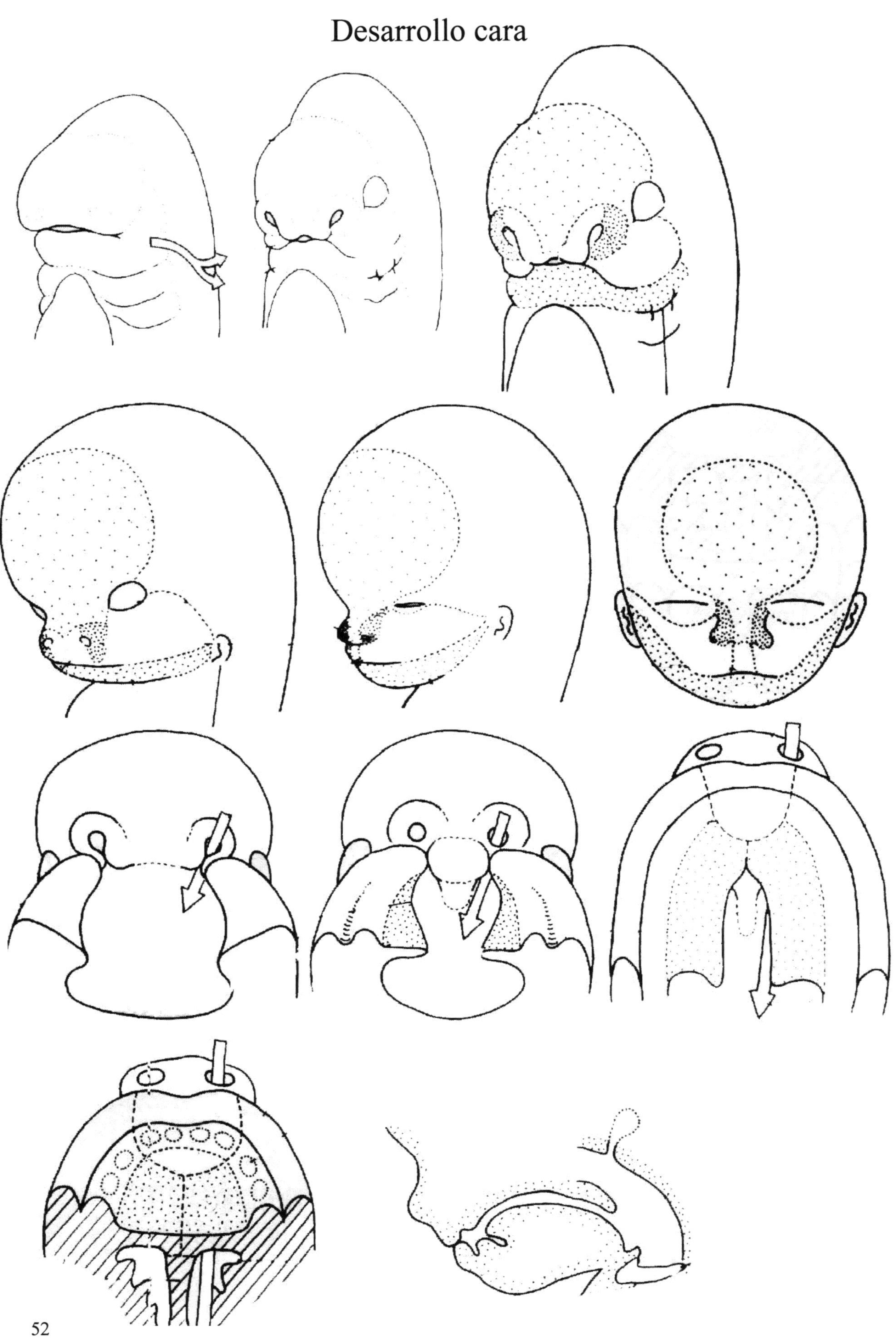

52

Branquiogénesis y sus derivados

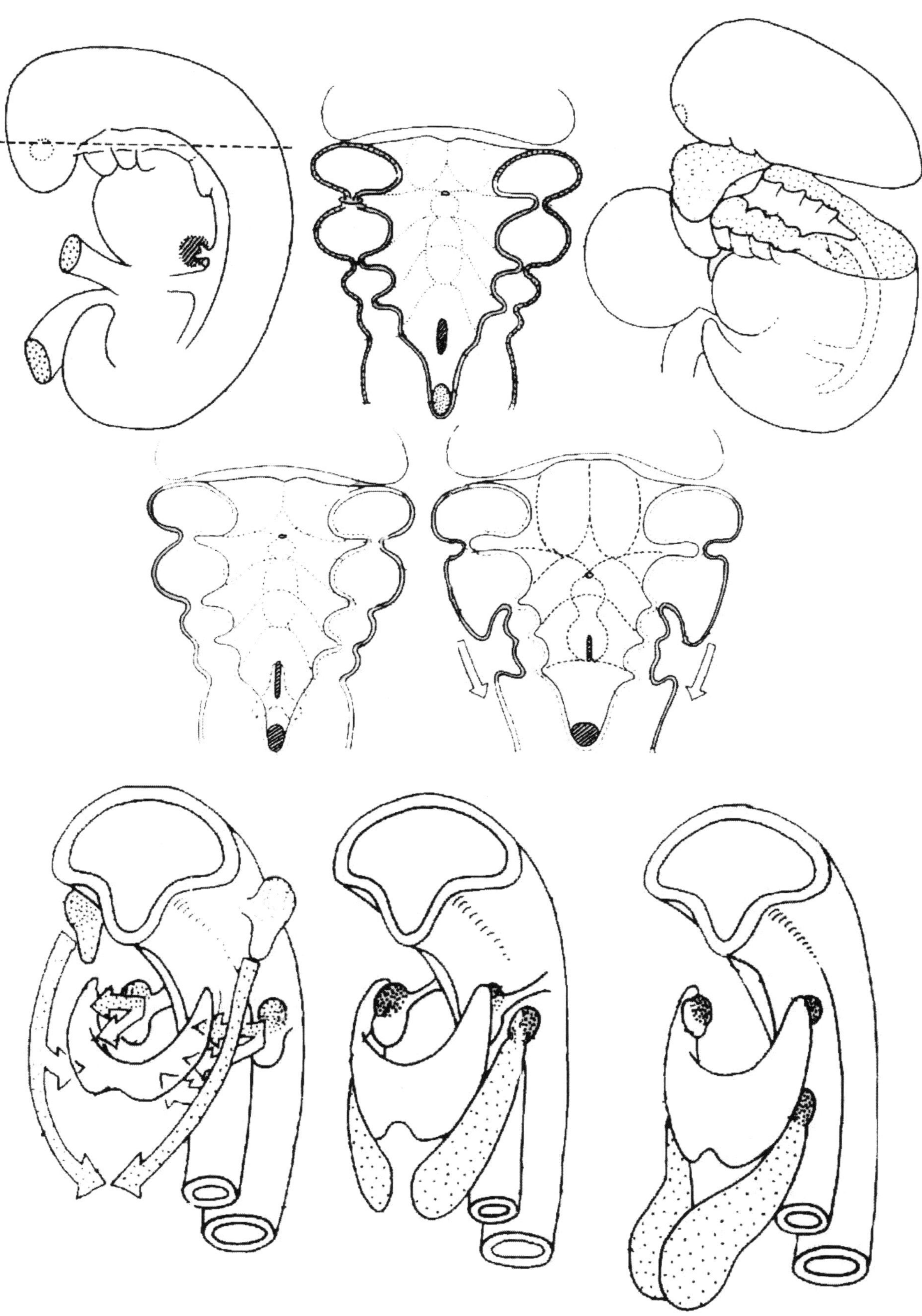

Génesis del aparato respiratorio

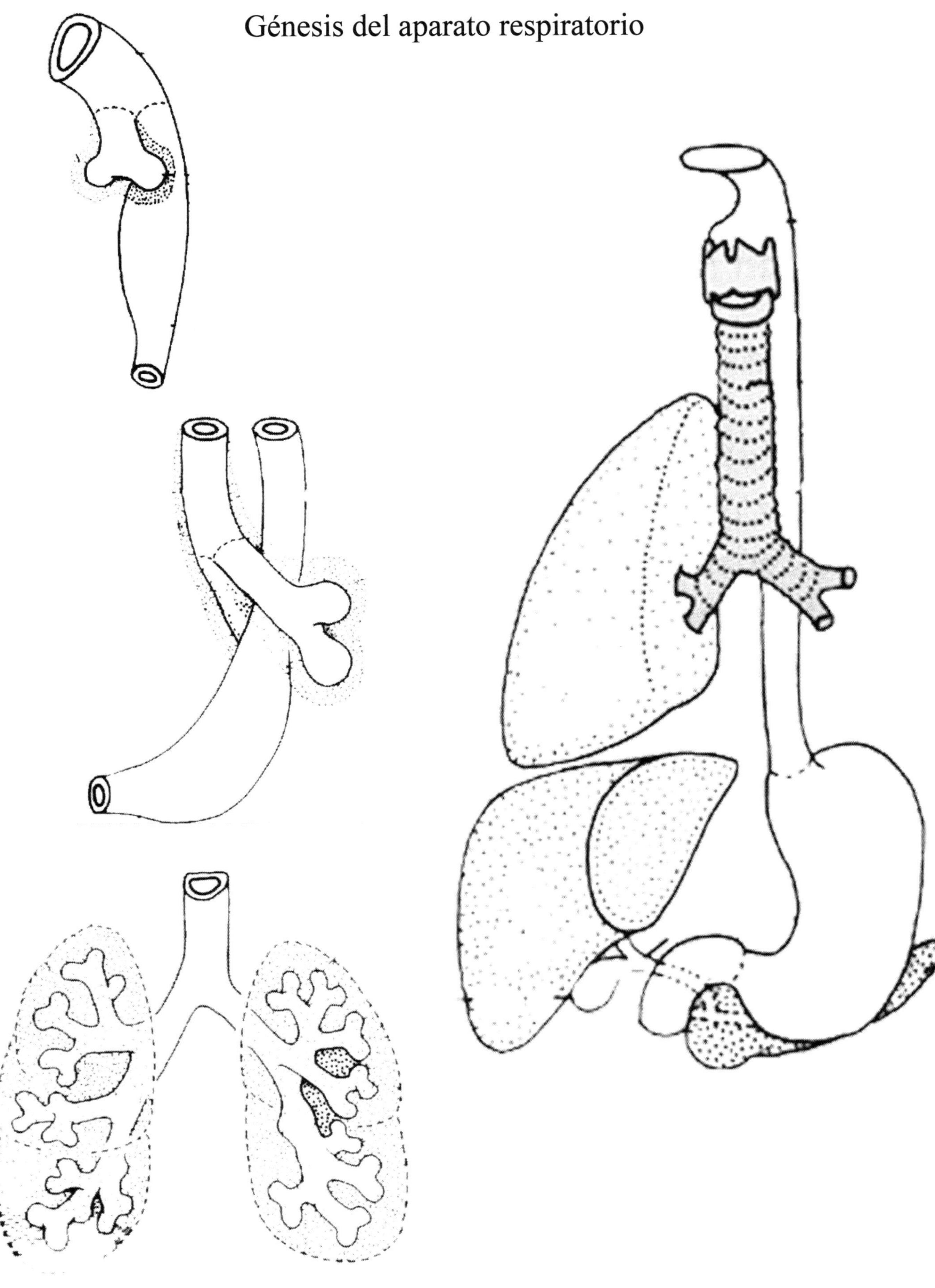

Evolución de la porción caudal del intestino anterior

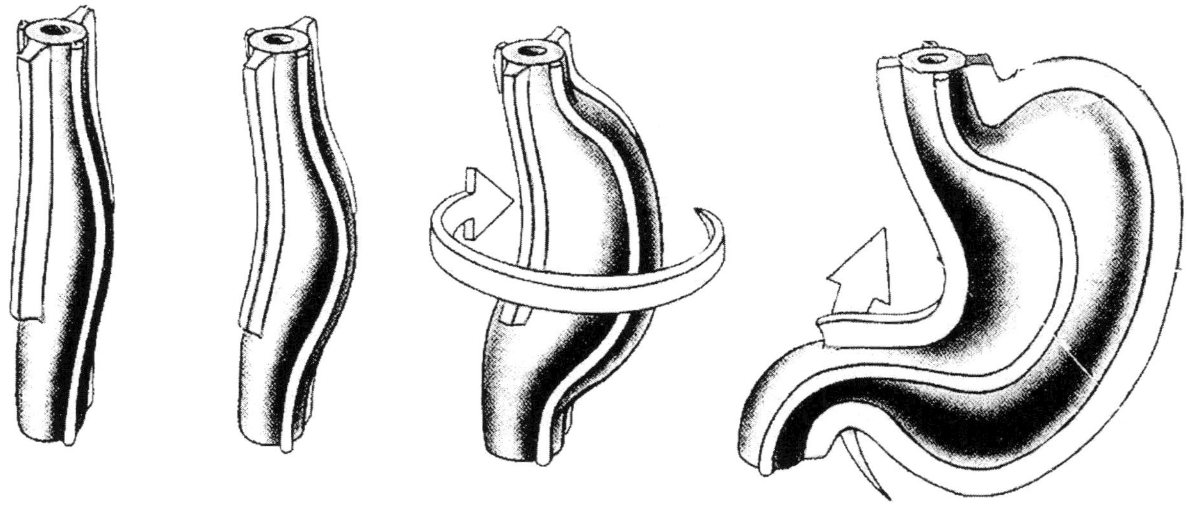

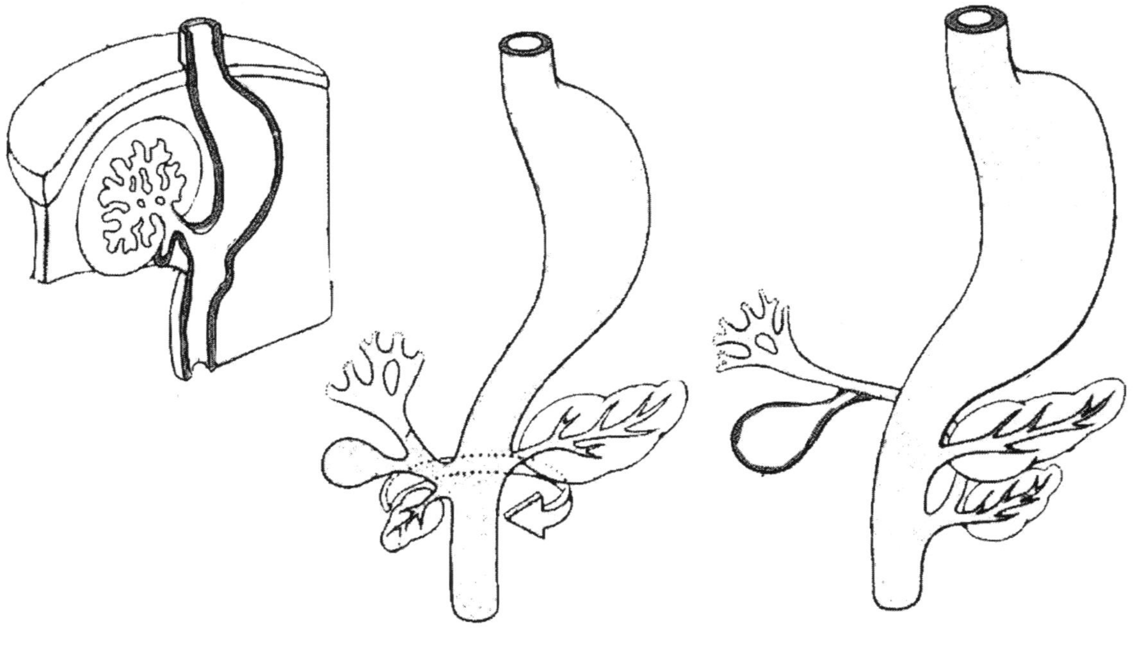

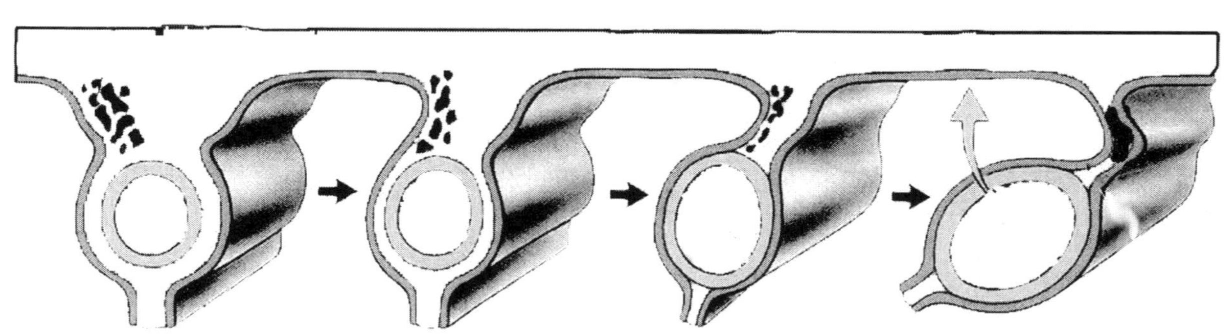

PRINCIPALES ELEMENTOS A RECONOCER
Y COLOREAR EN LAS LÁMINAS:

Intestino anterior

Formación cara:

Primordio fronto-nasal

Primordio mandibular

Primordio maxilar

Estomodeo

Placoda nasal

Placoda óptica

Paladar primario

Paladar definitivo

Génesis aparato respiratorio:

Tabique tráqueo esofágico

Laringe

Tráquea

Bronquio derecho e izquierdo

Pulmón

Estómago

Hígado

Vesícula biliar

Páncreas

Conducto colédoco

PRINCIPALES ELEMENTOS A RECONOCER Y COLOREAR EN LAS LÁMINAS:

Intestino anterior

Evolución porción caudal intestino anterior:

Mesogastrio dorsal

Mesogastrio ventral

Yema pancreática ventral

Yema pancreática dorsal

Septum transversum

Brote hepático

Vesícula biliar

Esbozo esplénico

Branquiogénesis:

Arco faríngeo

Ectodermo

Mesodermo

Endodermo

Hendidura faríngea

Bolsa faríngea

Prominencia hepatocardíaca

Primordio aparato respiratorio

Primordio hepático

Pedículo de fijación

Conducto onfalomesentérico

1.ª hendidura faríngea

1.ª bolsa faríngea

Seno cervical

Primordio tiroideo

Glándulas paratiroides superiores

Glándulas paratiroides inferiores

Timo

b) Intestino medio

Evolución del intestino medio

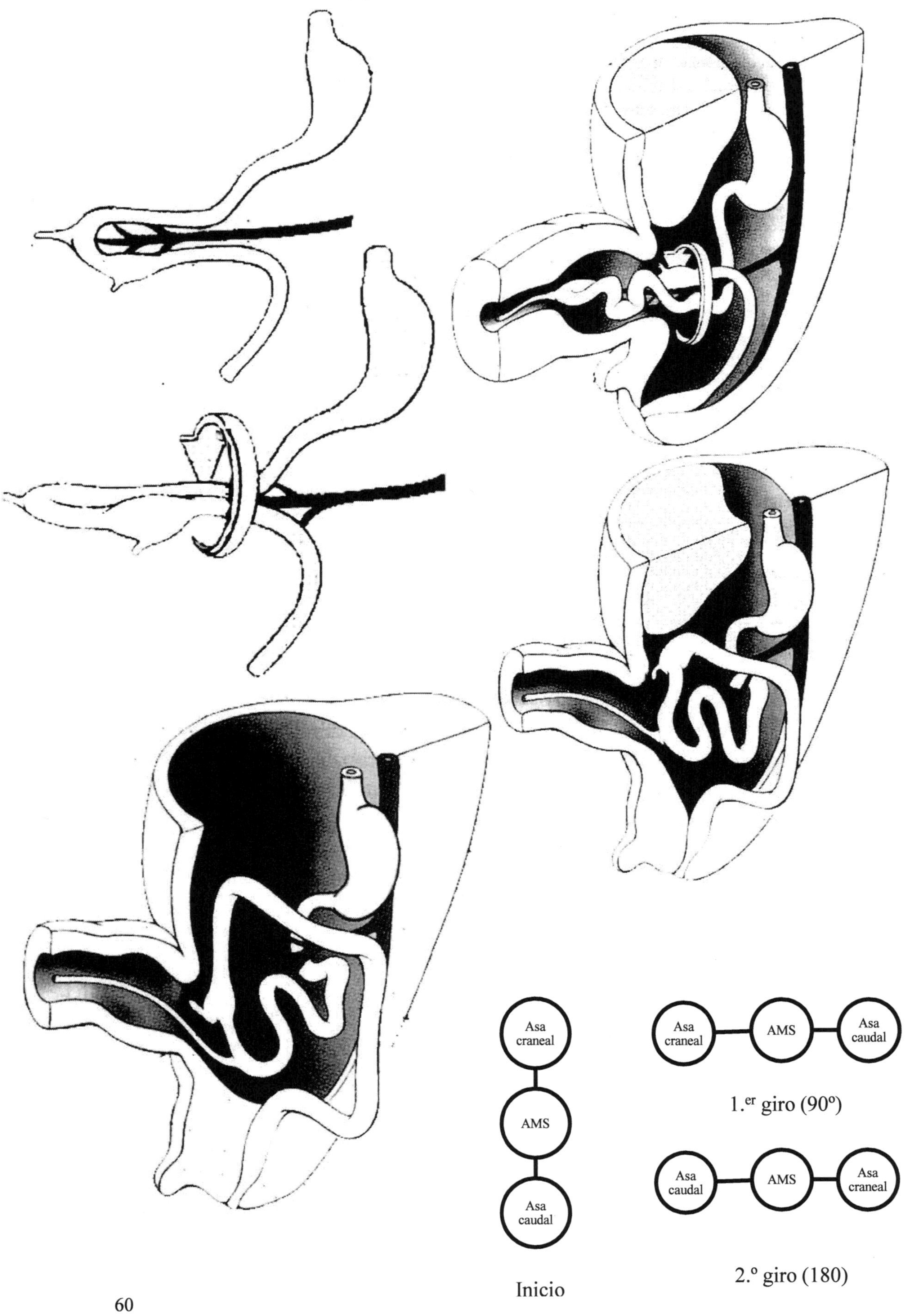

PRINCIPALES ELEMENTOS A RECONOCER Y COLOREAR EN LAS LÁMINAS:

Intestino medio

Intestino anterior

Intestino medio

Intestino posterior

Estómago

Asa craneal

Asa caudal

Arteria mesentérica superior

Resto conducto onfalomesentérico

Apéndice vermiforme

Ciego

Colon ascendente

Colon transverso

Colon descendente

c) Intestino posterior

Evolución del intestino posterior y de la cloaca

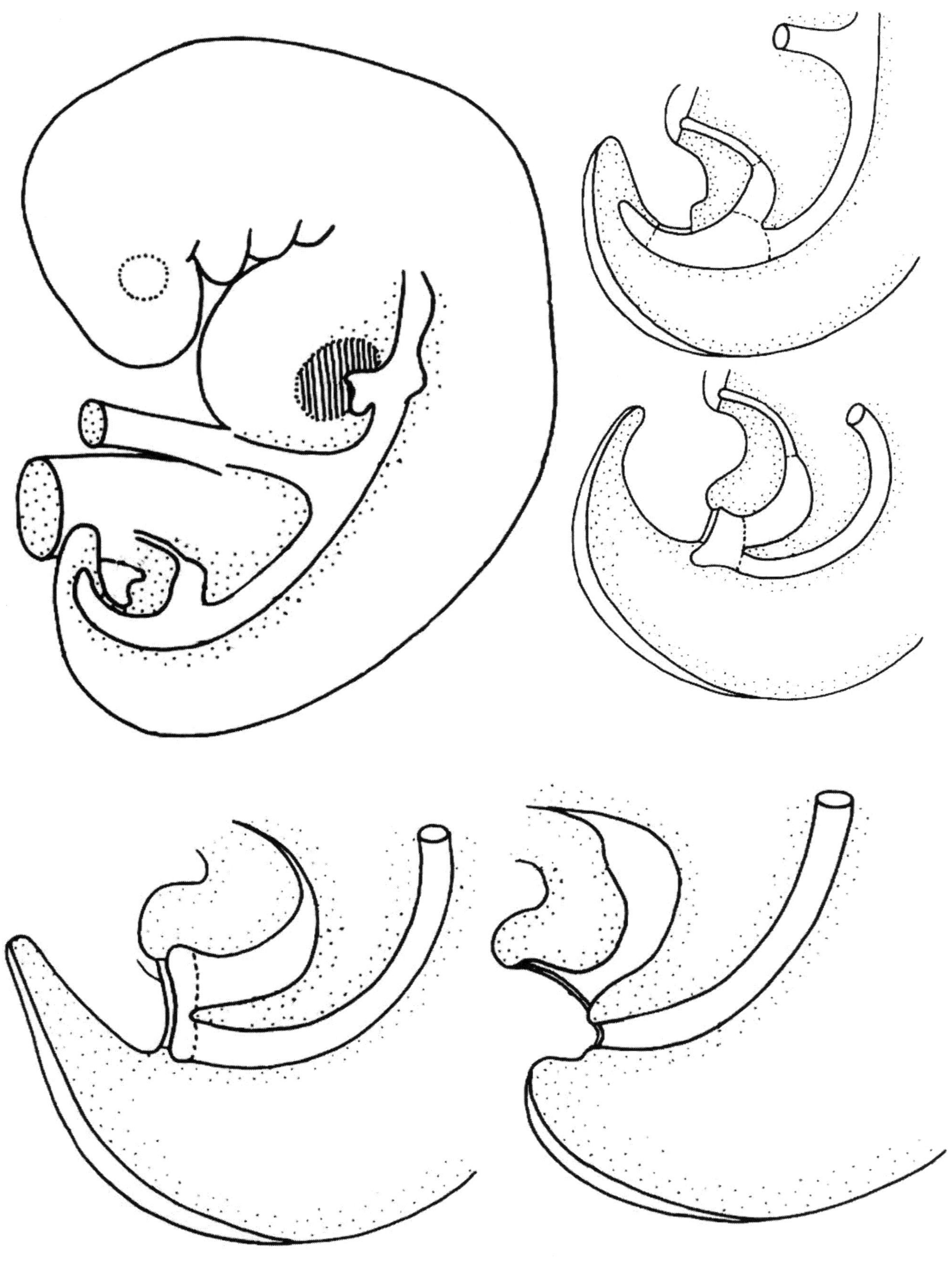

PRINCIPALES ELEMENTOS A RECONOCER Y COLOREAR EN LAS LÁMINAS:

Intestino posterior

Intestino anterior

Intestino medio

Intestino posterior

Conducto onfalomesentérico

Esbozo hepático

Membrana cloacal

Cloaca

Alantoides

Seno urogenital

Tabique urorrectal

Tubérculo genital

Recto

Membrana cloacal

d) Celoma intraembrionario

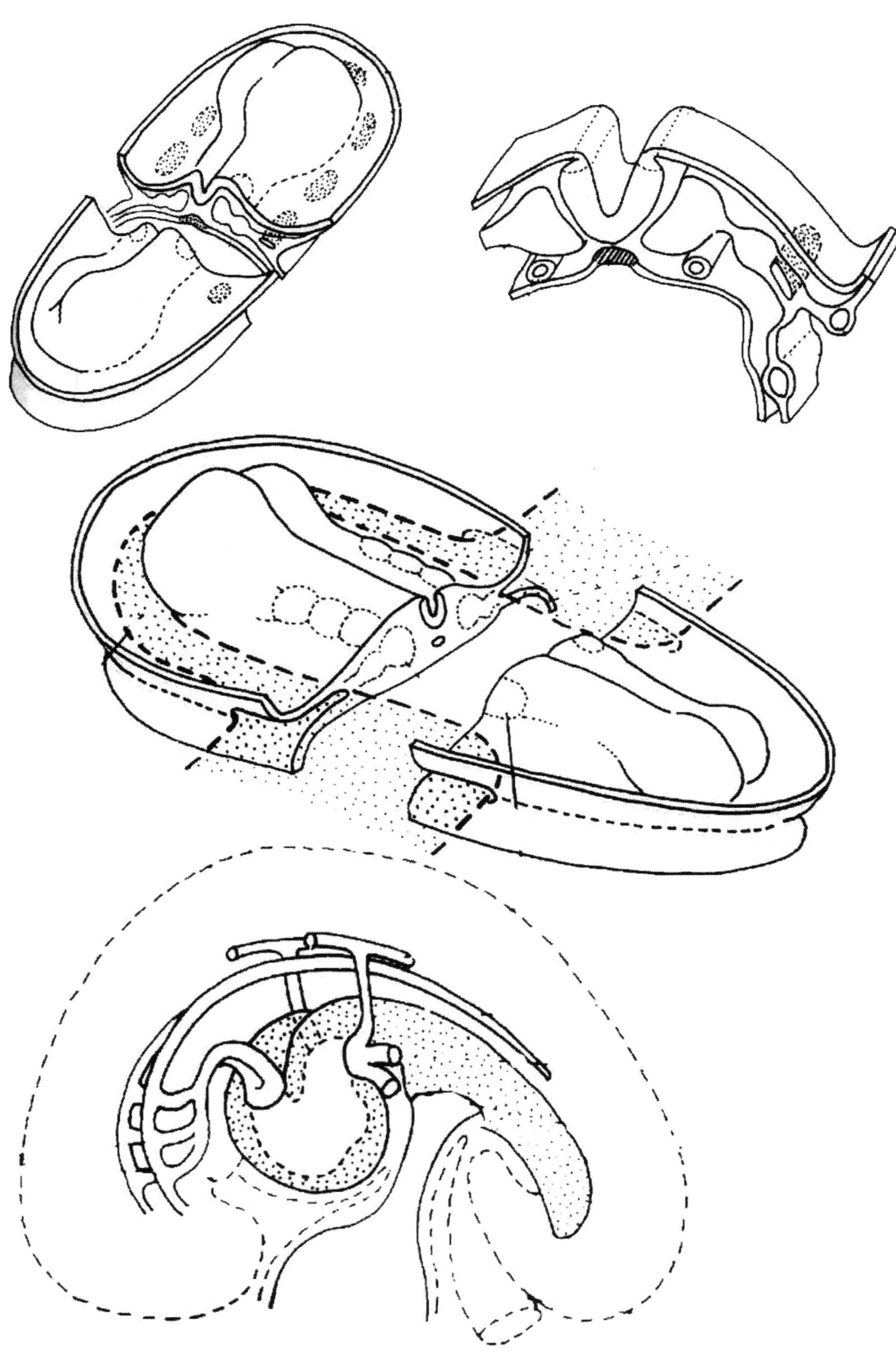

Evolución del celoma intraembrionario

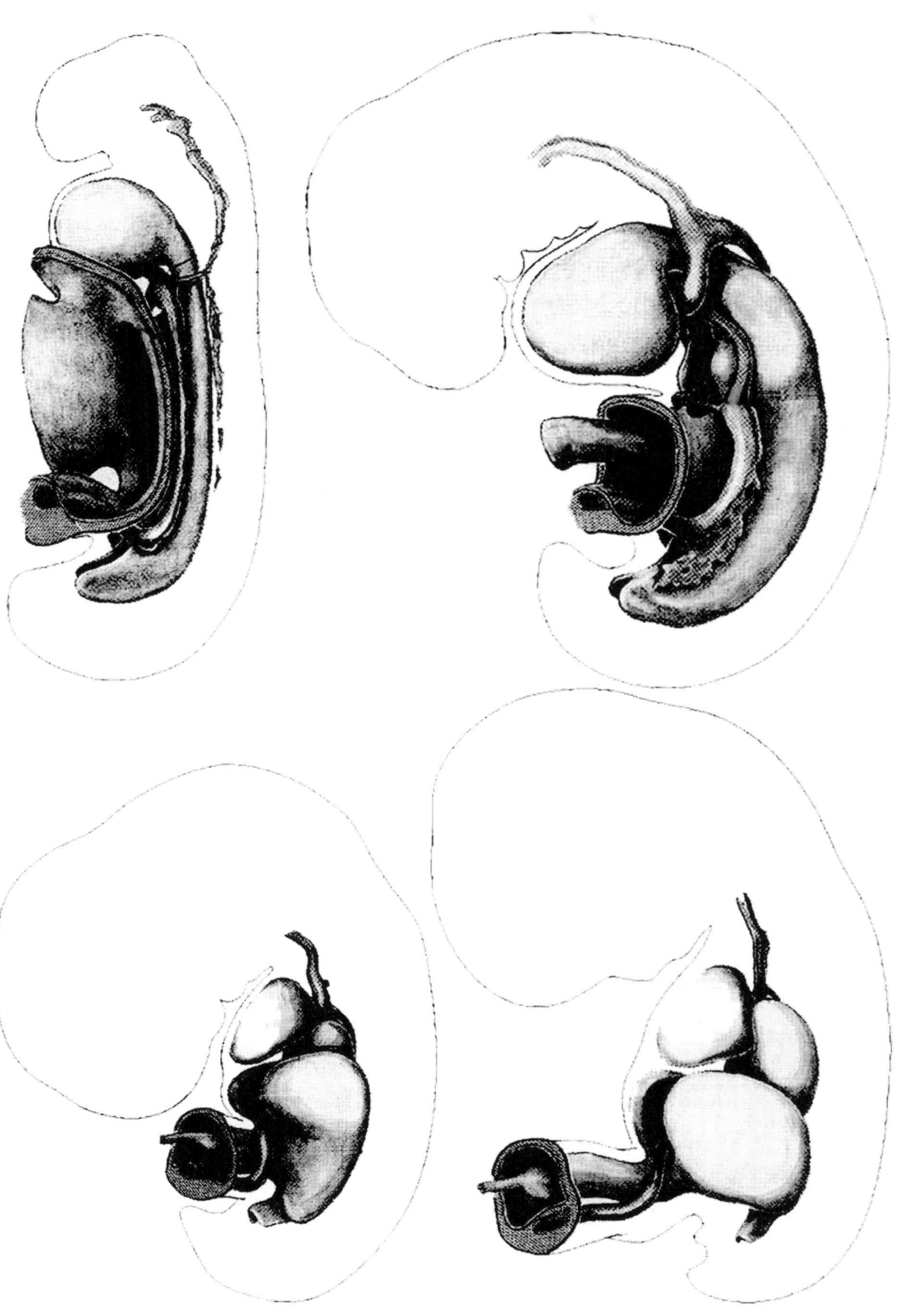

Peritoneo

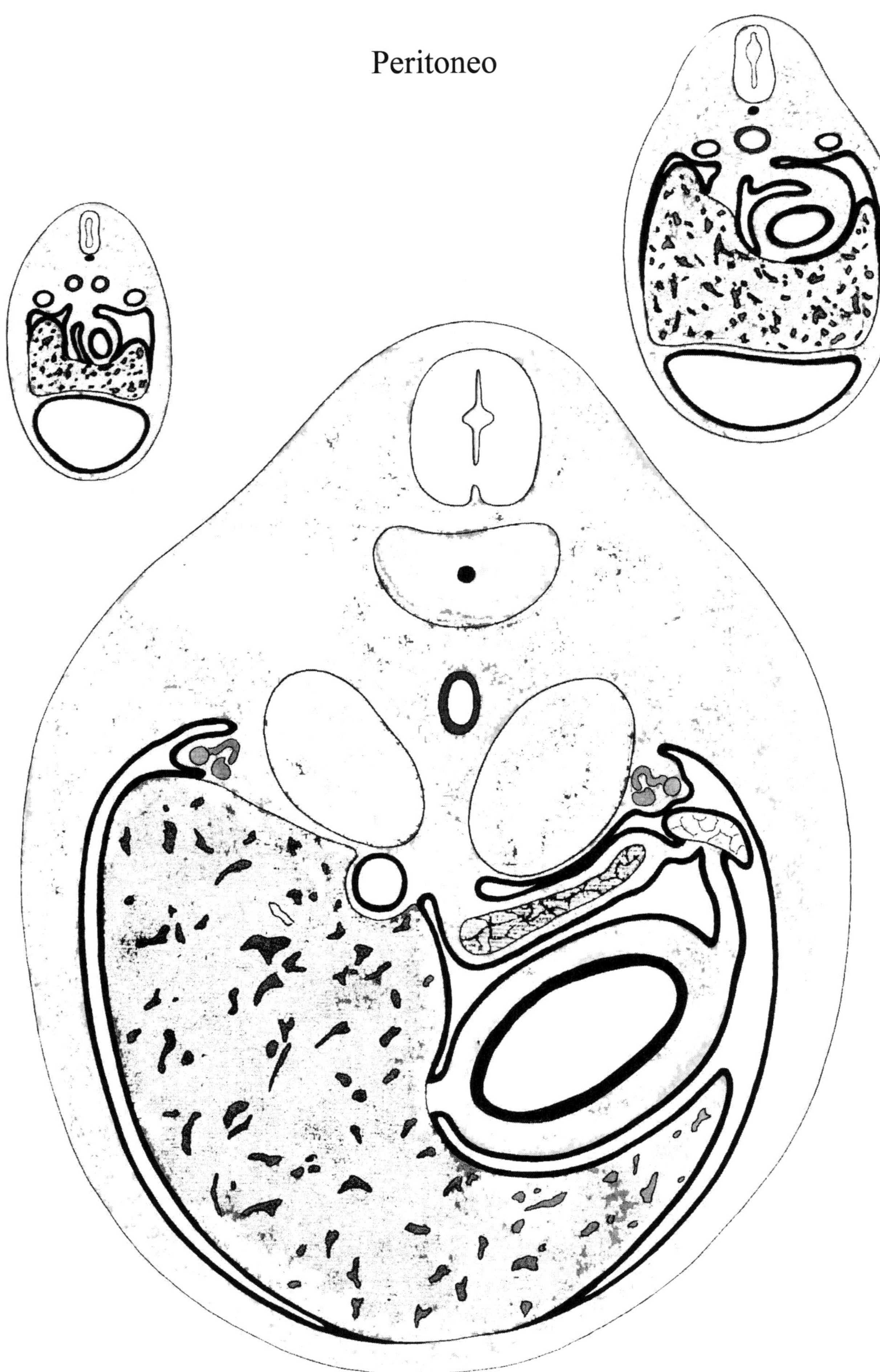

PRINCIPALES ELEMENTOS A RECONOCER Y COLOREAR EN LAS LÁMINAS:

Celoma intraembrionario

Cavidad pericárdica

Cavidad pleural

Cavidad peritoneal

Aorta

Riñón

Bazo

Páncreas

Epiplón menor

Epiplón mayor

Estómago

Hígado

Ectodermo

Mesodermo

Endodermo

Surco Neural

Somitas

Mesodermo intraembrionario paraxial

Mesodermo intraembrionario intermedio

Mesodermo intraembrionario lateral

Aortas dorsales

Notocorda

Arcos aórticos

Venas cardinales

Tubo endocárdico

Neuroporo craneal

Neuroporo caudal

3. DESARROLLO SISTEMA UROGENITAL

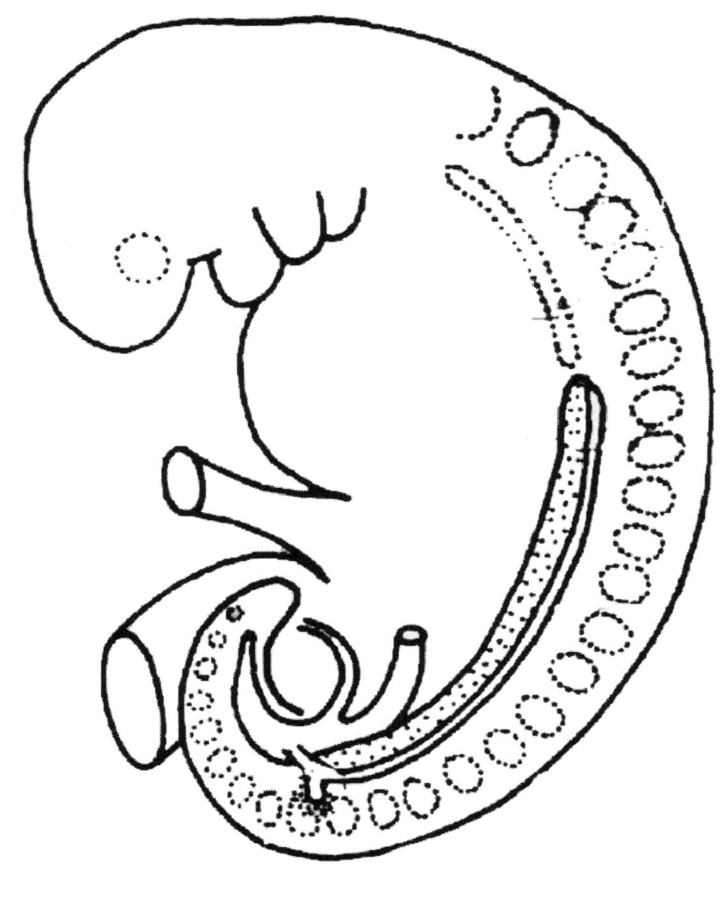

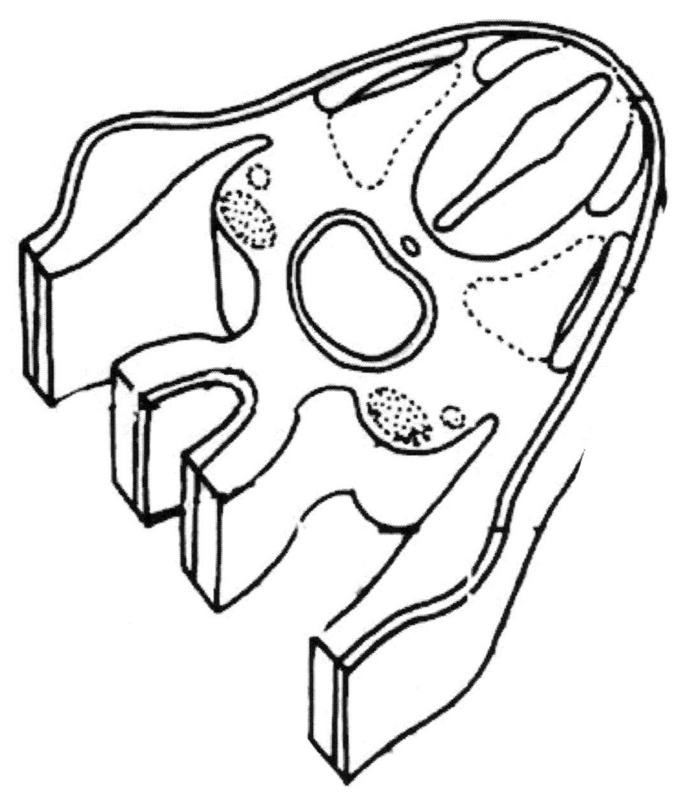

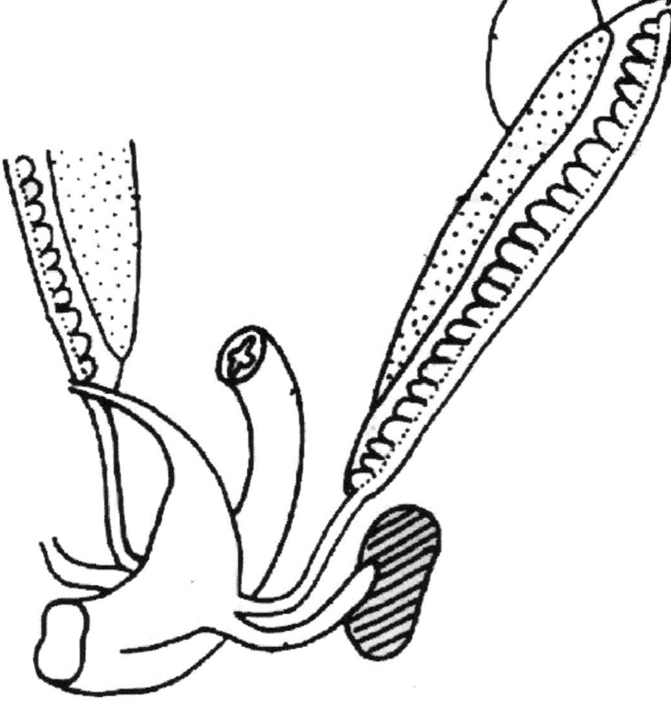

Desarrollo del metanefros

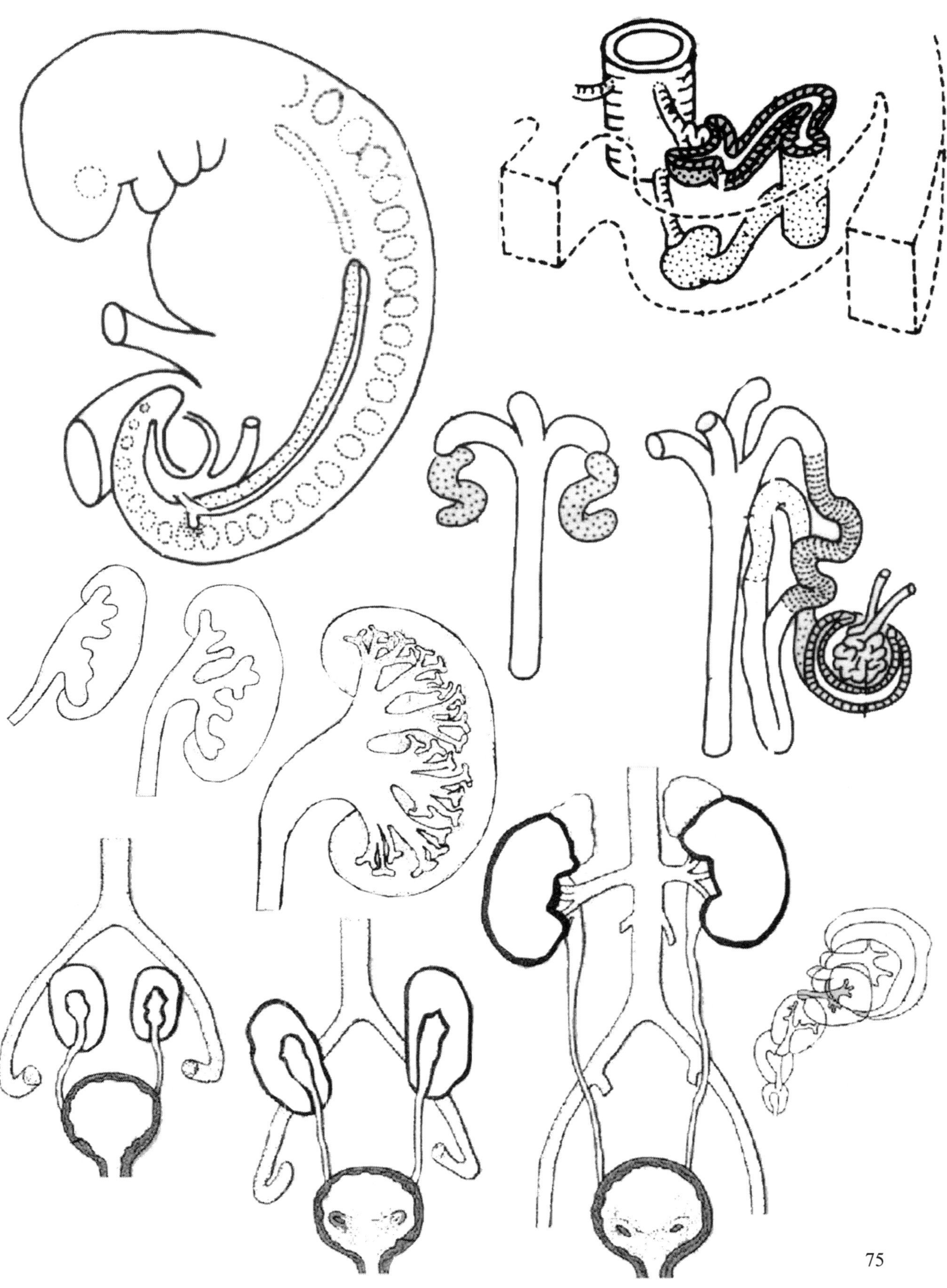

Células germinales y gonadogénesis

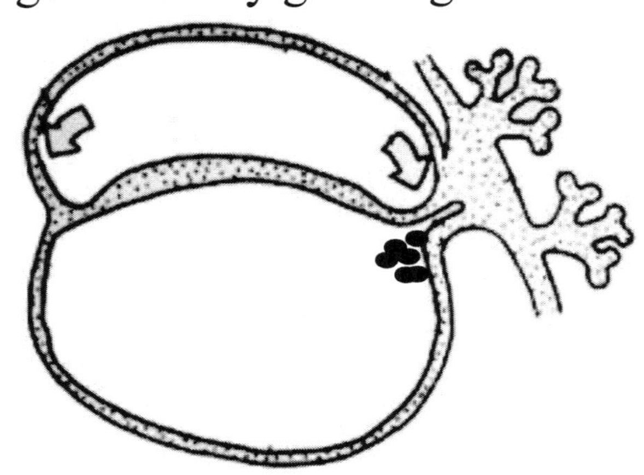

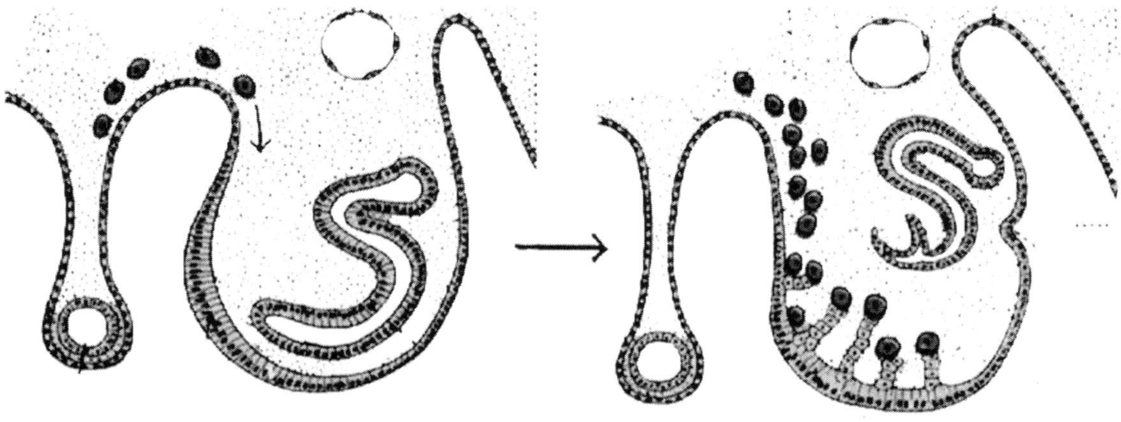

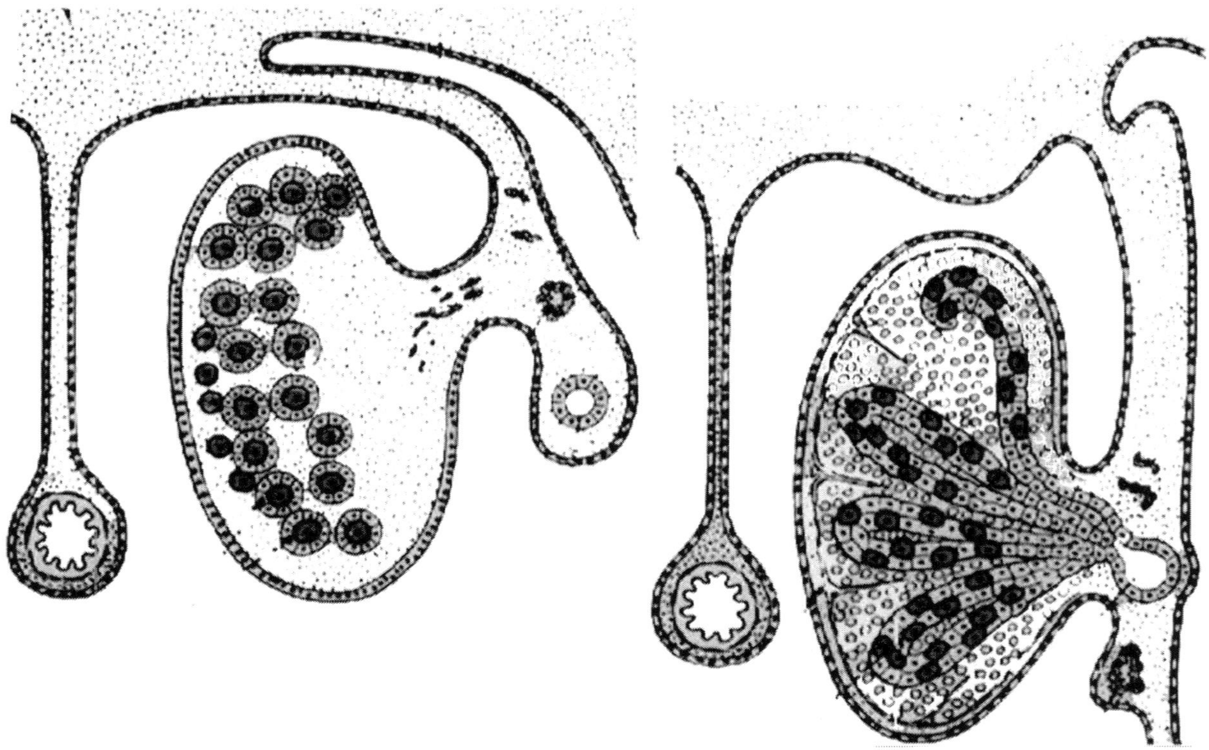

Desarrollo de los genitales

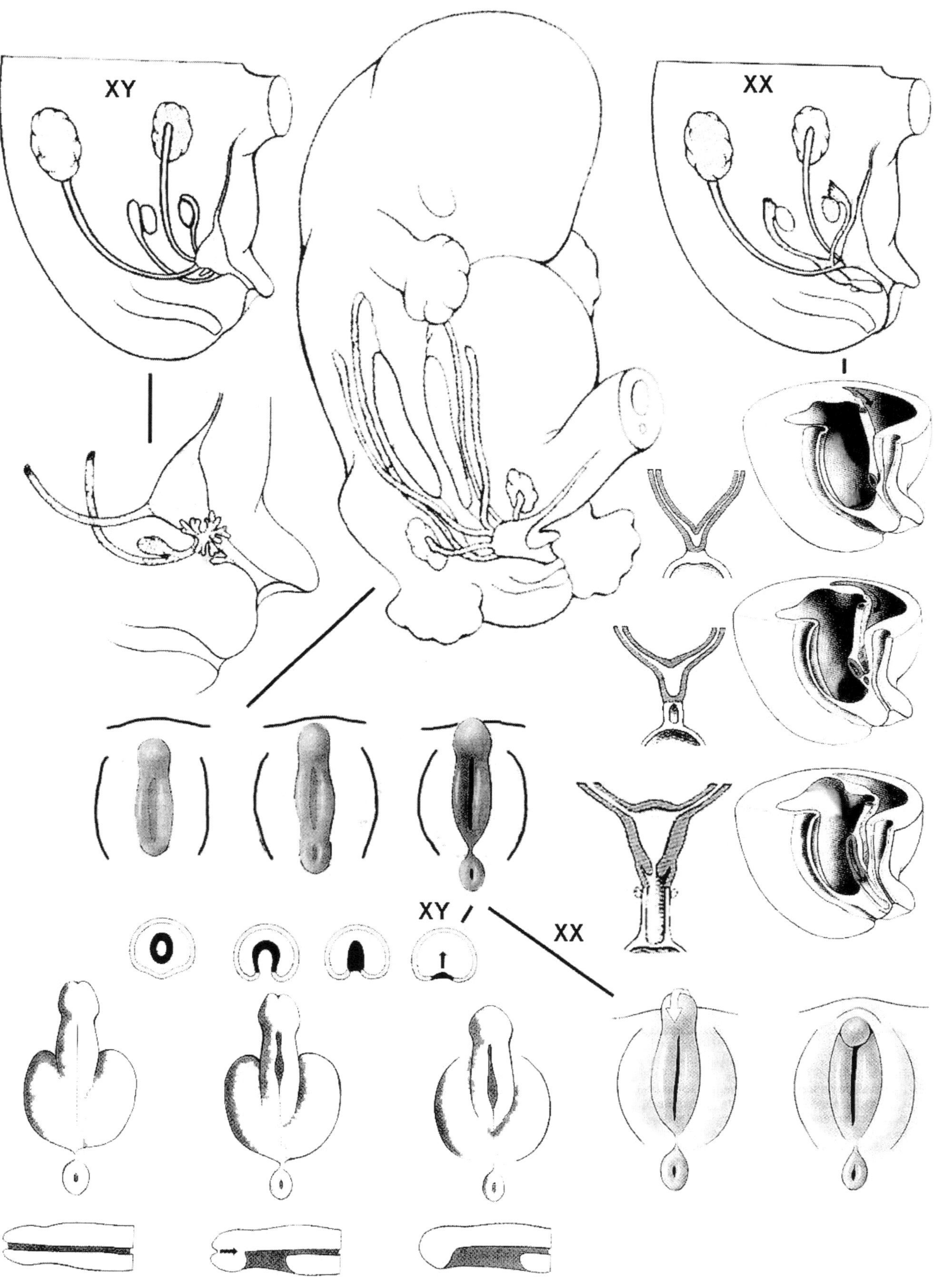

PRINCIPALES ELEMENTOS A RECONOCER Y COLOREAR EN LAS LÁMINAS:

Sistema urogenital

Somitas

Pronefros

Mesonefros

Metanefros

Conducto mesonéfrico

Conducto paramesonéfrico

Alantoides

Seno urogenital

Conducto onfalomesentérico

Cloaca

Riñón definitivo

Nefrona

Pelvis renal y cálices

Uréteres

Vejiga de la orina

Glándulas suprarrenales

Cresta gonadal

Células germinales

Tubérculo genital

Gónada (ovario y testículo)

Útero

Trompas de Falopio

Vagina

Labios mayores

Labios menores

Pene

Escroto

4. NEUROGÉNESIS

Neurogénesis

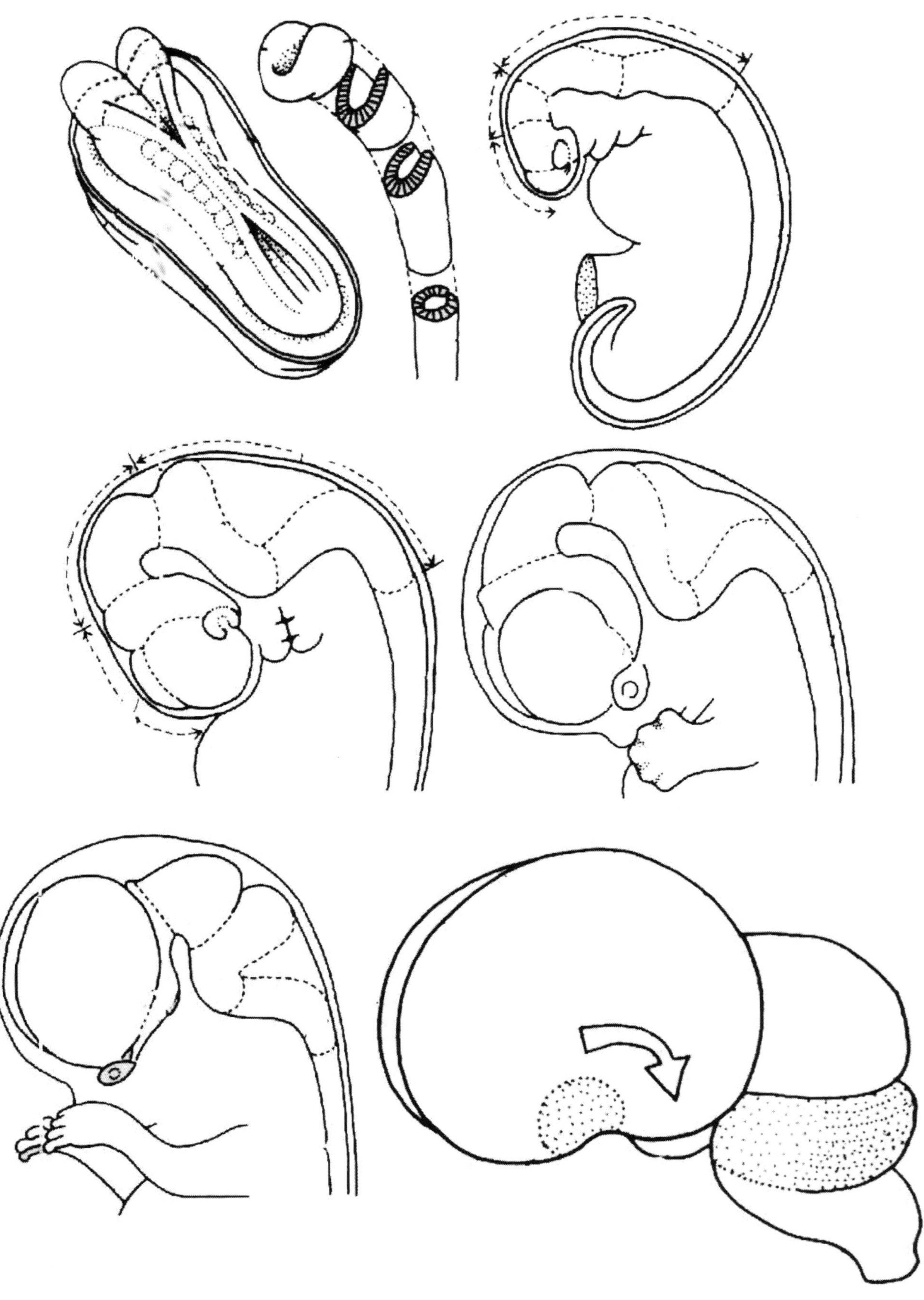

Desarrollo del sistema nervioso central

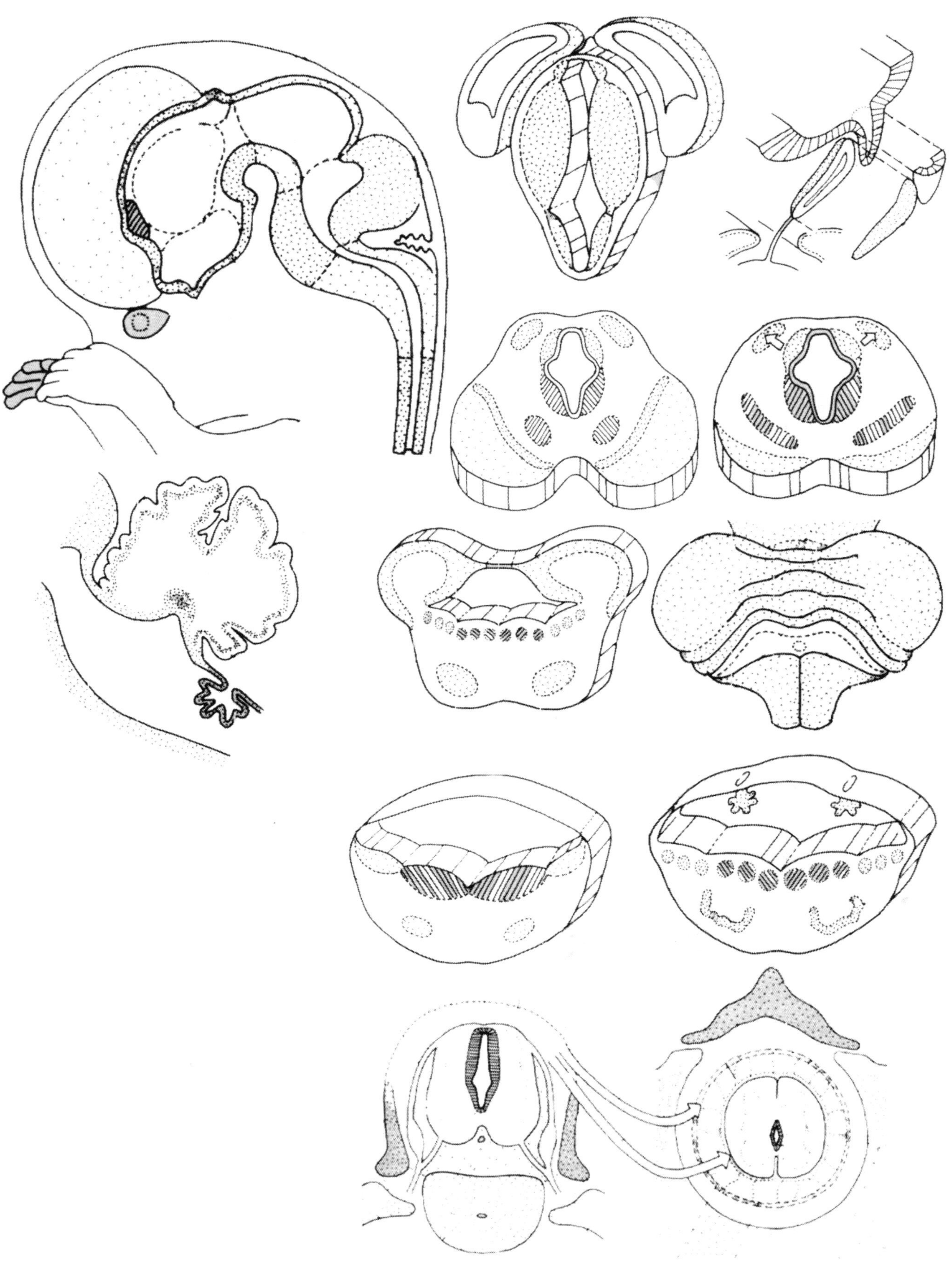

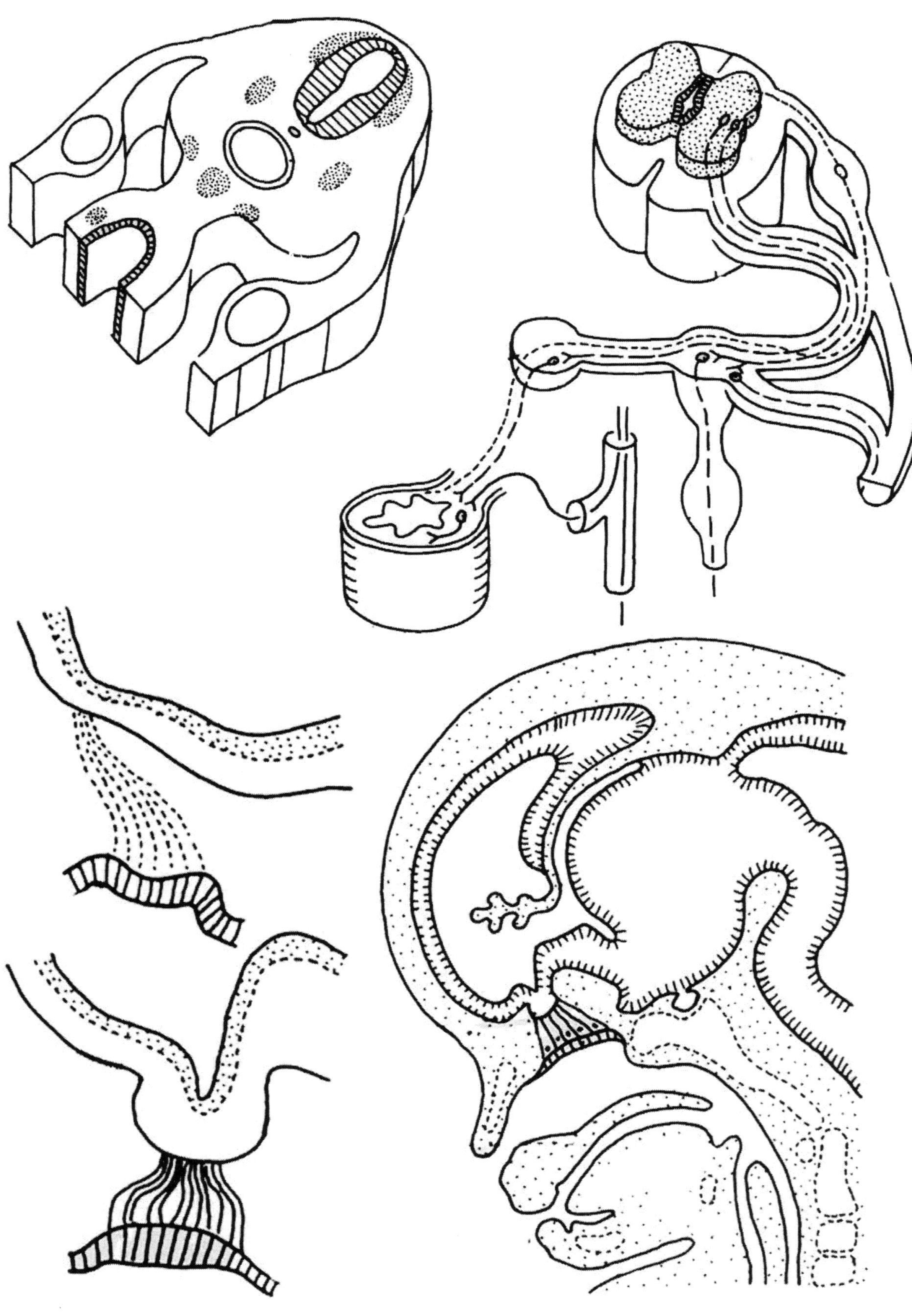

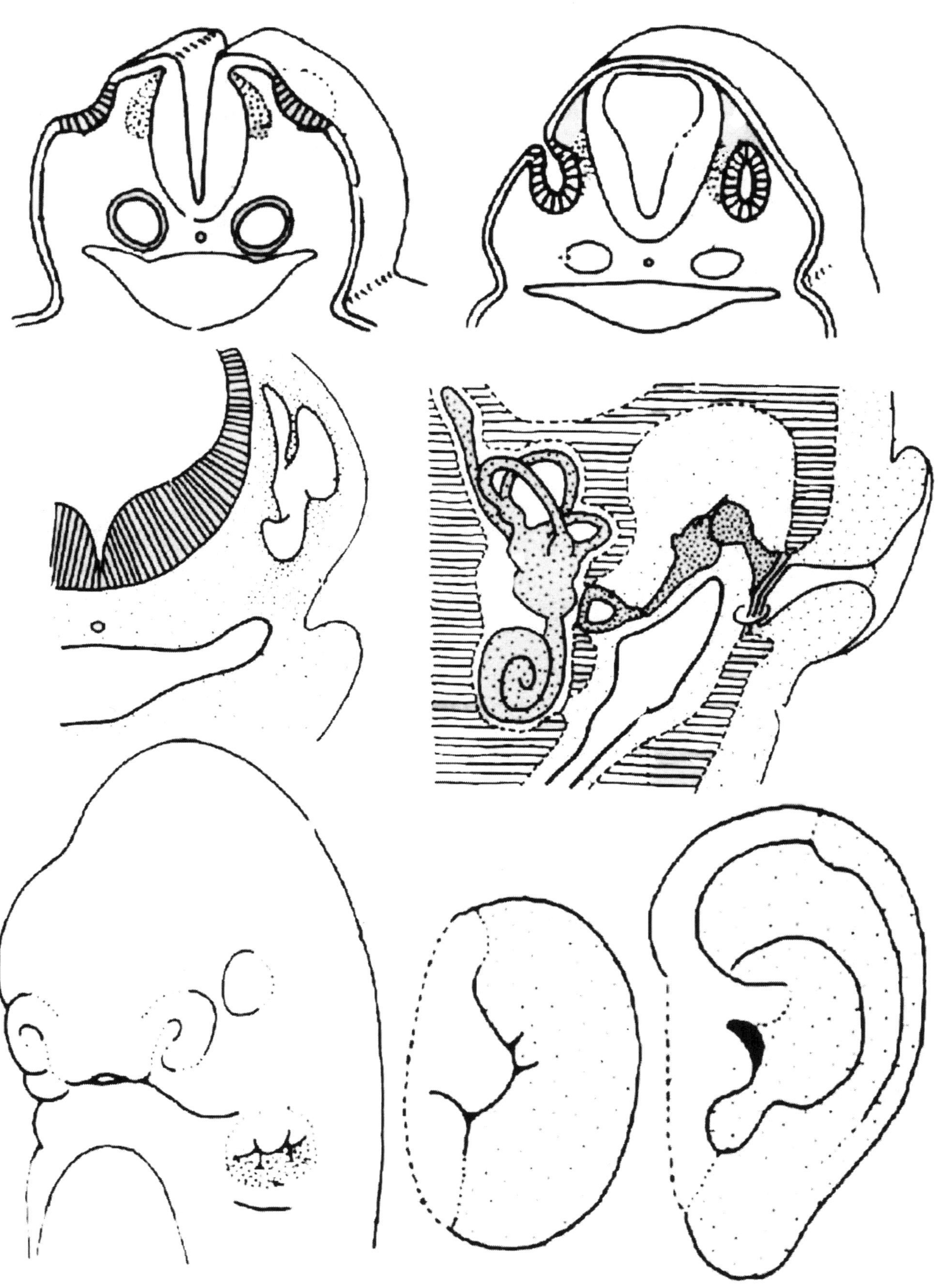

Oculogénesis

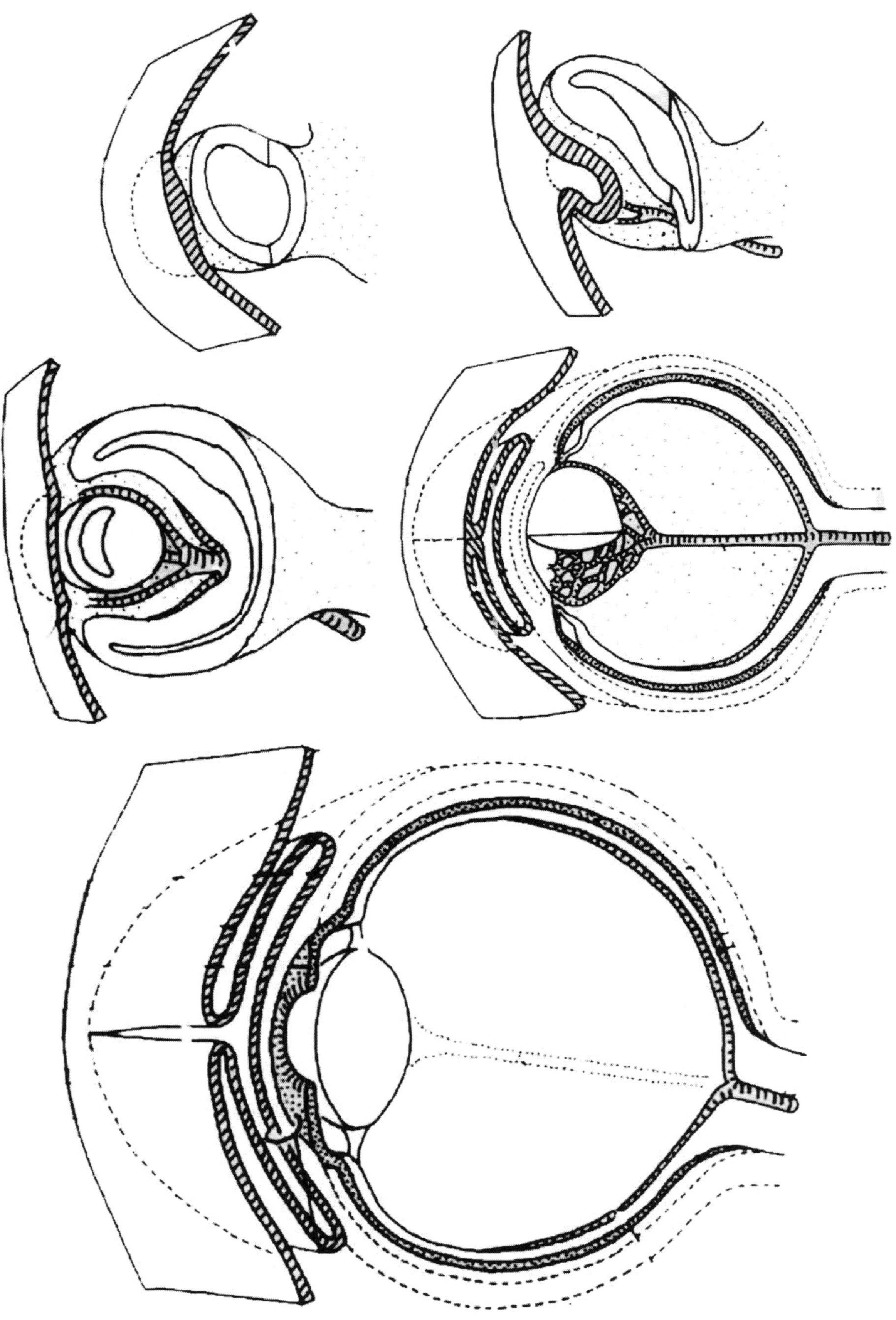

PRINCIPALES ELEMENTOS A RECONOCER Y COLOREAR EN LAS LÁMINAS:

Neurogénesis

Surco neural

Tubo neural

Neuroporo craneal y caudal

Rombencéfalo

Prosencéfalo

Metencéfalo

Mielencéfalo

Mesencéfalo

Diencéfalo

Telencéfalo

Evolución interna tubo neural en los distintos niveles de S.N.C. (núcleos motores y núcleos sensitivos)

Hipófisis (neuro y adenohipófisis)

S.N.V. (S.N.P. y S.N.S.)

Sentido del olfato (inicio vía olfatoria)

PRINCIPALES ELEMENTOS A RECONOCER Y COLOREAR EN LAS LÁMINAS:

Neurogénesis

Placoda y vesícula ótica

Hendidura y bolsa faríngeas primeras

Receso tubotimpánico

Oído externo:

Conducto auditivo externo y membrana tímpano. Pabellón auricular

Oído medio:

Osículos y caja del tímpano

Oído interno:

Utrículo, sáculo, conductos semicirculares y cóclea

Conducto y saco endolinfático

Formación del pabellón auricular

Surco, vesícula, copa óptica

Tallo/pedículo óptico

Placoda y vesícula cristaliniana

Arteria hialoidea

Esclerótica y córnea

Coroides, iris y cuerpo ciliar

Retina

Arteria central de la retina

Pliegues palpebrales

Vítreo

5. DESARROLLO APARATO LOCOMOTOR

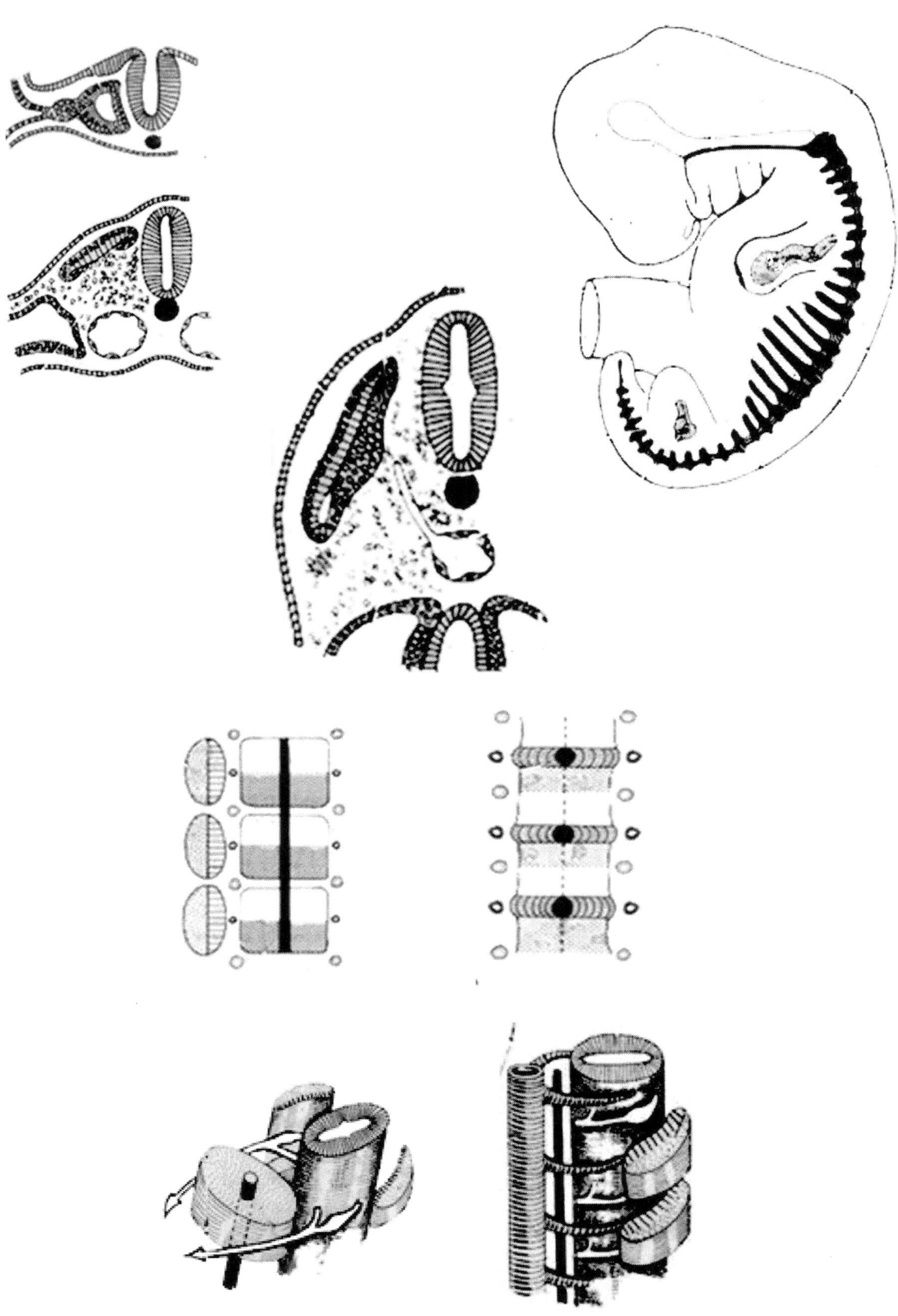

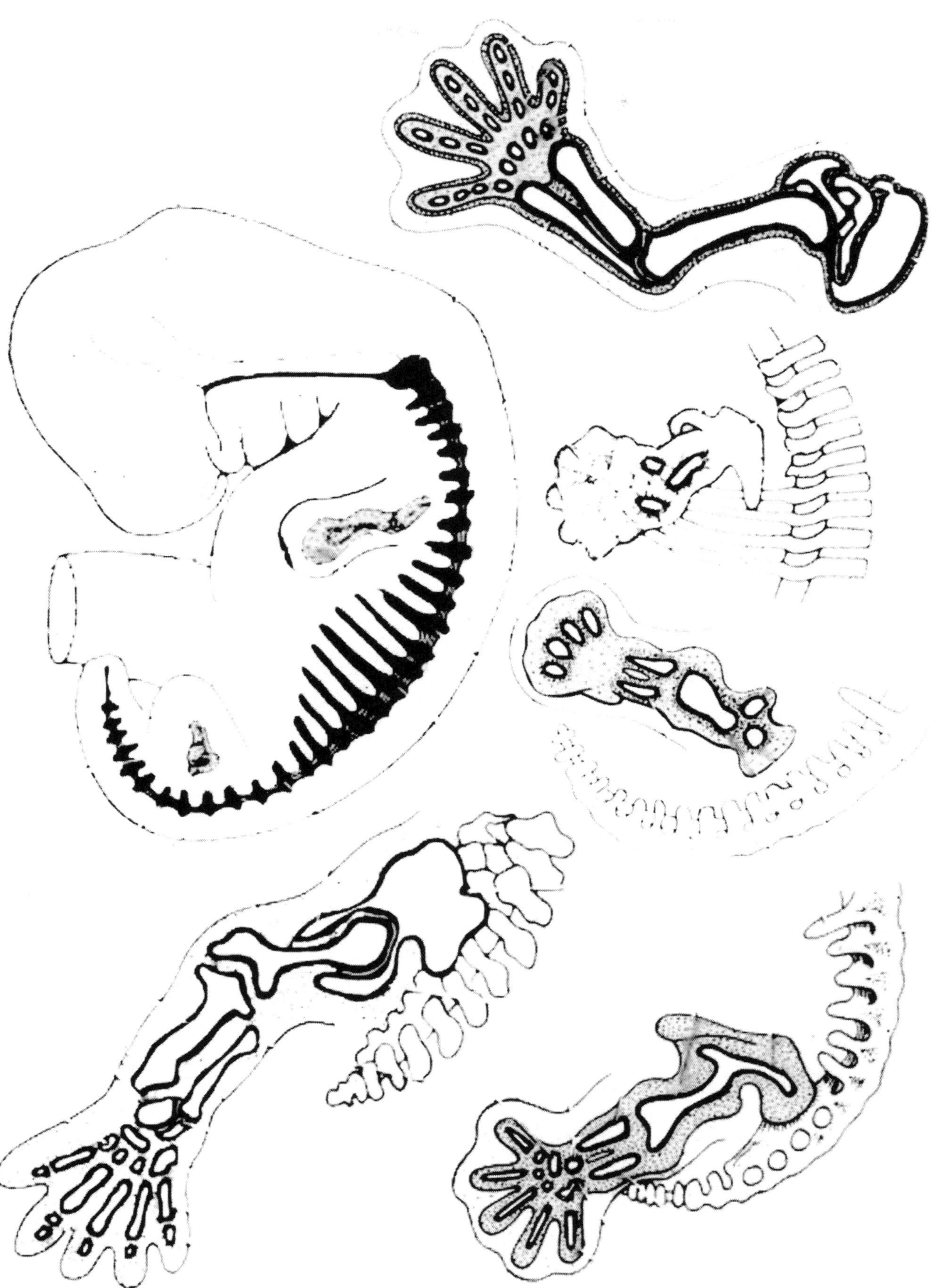

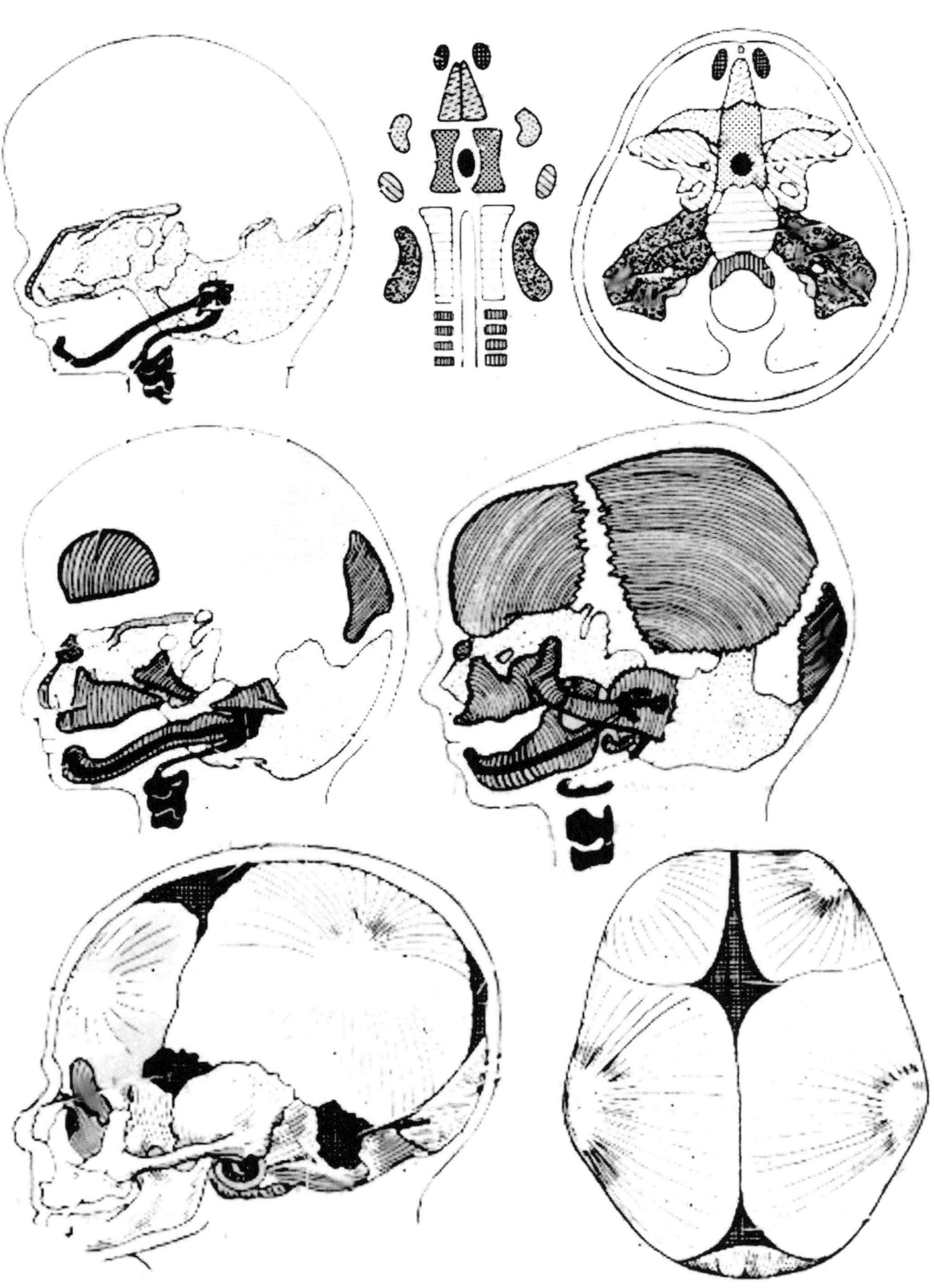

Miogénesis

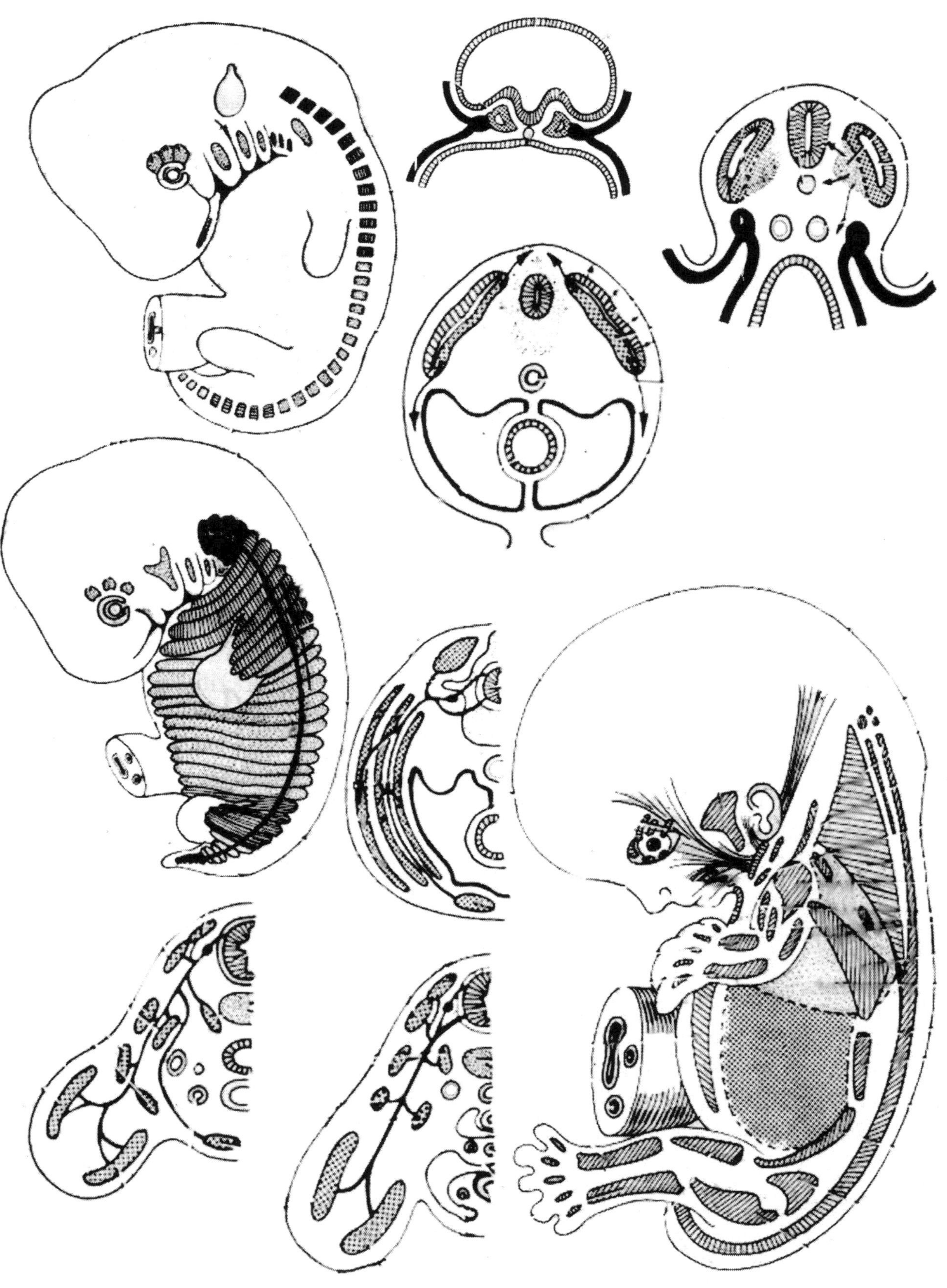

PRINCIPALES ELEMENTOS A RECONOCER Y COLOREAR EN LAS LÁMINAS:

Aparato locomotor

Somita

Esclerotomo

Notocorda

Esqueleto de las

extremidades:

- Basípodo

- Estilópodo

- Cigópodo

- Autópodo

Neurocráneo cartilaginoso

Neurocráneo membranoso

Viscerocráneo cartilaginoso

Viscerocráneo membranoso

Miotomo

Miogénesis

6. OTRAS GÉNESIS

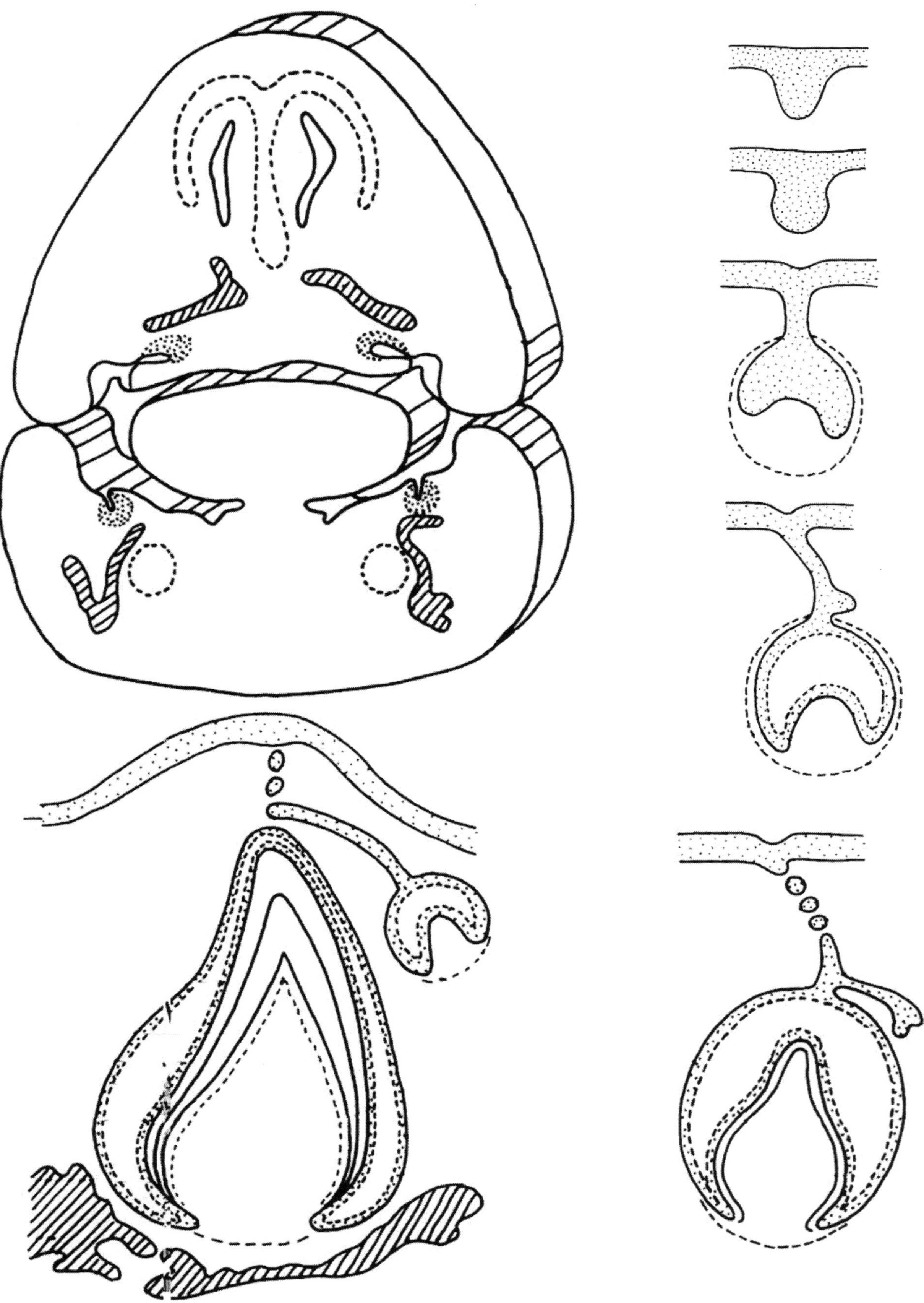

Desarrollo de la piel, faneras y mamas

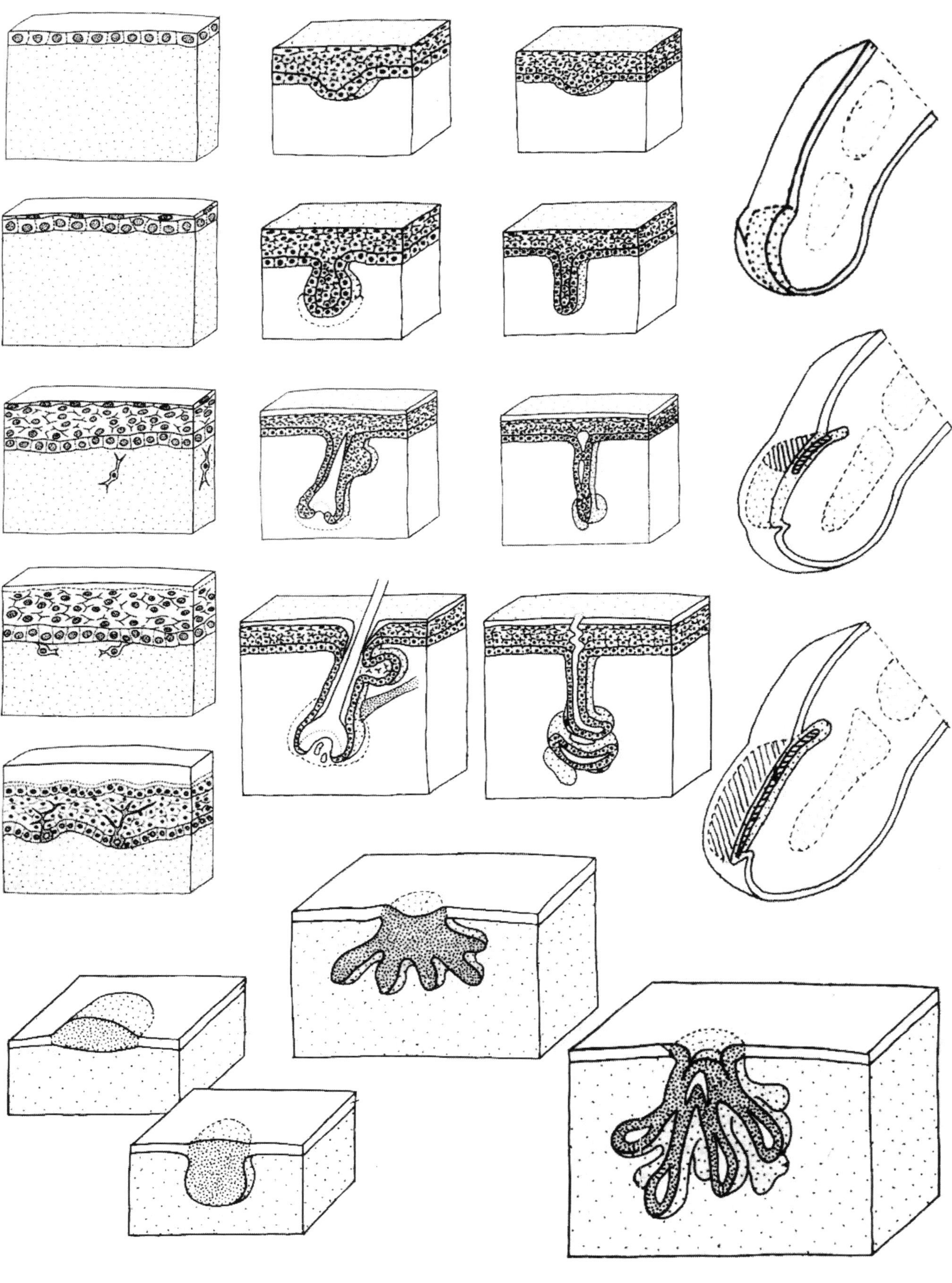

PRINCIPALES ELEMENTOS A RECONOCER Y COLOREAR EN LAS LÁMINAS:

Otras génesis

Odontogénesis:

- Lámina dental

- Germen dentario

- Papila dentaria

Epidermis y dermis

Glándula sebácea

Folículo piloso

Uña

Glándula sudorípara

Glándula mamaria/botón mamario

Bibliografía

BLECHSCHMIDT, E.: *Der menschliche Embryo. Dokumentationen zur Kinetischen Anatomie.* Stuttgart, Friedrich-Karl Schattauer, 1963.

CARLSON, B. M., P. N. KANTAPUTRA, Á. L. PEÑA MELIAN y F. VIEJO TIRADO: *Embriología humana y biología del desarrollo.* 6.ª ed. Barcelona, Elsevier, 2019.

HAMILTON, W. J., y H. W. MOSSMAN: *Human embryology, prenatal development of form and function.* Cambridge, Heffer & Sons, 1972.

HINRICHSEN, K. V. (ed.): *Humanembryologie. Lehrbuch und Atlas der vorgeburtlichen Entwicklung des Menschen.* Berlín, Heidelberg, Springer, 1990.

LARSEN, W. J.: *Human Embryology.* Boston, Edimburgo, Churchill Livingstone, 1993.

MATSUMARA, G., y M. A. ENGLAND: *Embryology, Colouring Book.* Londres, Mosby – Year Book Europe, 1992.

MOORE, K. L., T. V. N. PERSAUD, M. G. TORCHIA y C. MARTÍNEZ ÁLVAREZ: *Embriología clínica.* 11.ª ed. Barcelona, Elsevier, 2019.

SADLER, T. W.: *Embriología médica.* 15.ª ed. Hospitalet de Llobregat, Barcelona, Wolters Kluwer, 2023.

TUCHMANN-DUPLESSIS, H., y P. HAEGEL, *Embryologie, travaux practiques et enseignement dirigé.* París, Masson, 1968.

WILLIAMS, P. L., y R. WARWICK: *Gray's Anatomy.* Edimburgo, Churchill Livingstone, 1973.

Índice

INTRODUCCIÓN 9

EMBRIOLOGÍA GENERAL 13
   1. Semana primera 15
   2. Semana segunda 19
   3. Semana tercera 23
   4. Placenta y membranas fetales 27

EMBRIOLOGÍA ESPECIAL 33
   1. Vasculogénesis y cardiogénesis 35
   2. Desarrollo aparato digestivo 49
      a) Intestino anterior 51
      b) Intestino medio 59
      c) Intestino posterior 63
      d) Celoma intraembrionario 67
   3. Desarrollo sistema urogenital 73
   4. Neurogénesis 79
   5. Desarrollo aparato locomotor 87
   6. Otras génesis 93

BIBLIOGRAFÍA 97